临床研究协调员
从业一本通

主审　季加孚　宋玉琴

主编　江　旻

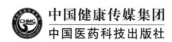

中国健康传媒集团
中国医药科技出版社

内 容 提 要

随着中国生物医药产业的发展，我国临床研究的规模有了质的飞跃，药物和医疗器械的临床试验基本上都有临床研究协调员的参与。临床研究协调员的业务水平对临床试验质量的影响是非常显著的，针对临床研究协调员的培训需求，我们参考了国内外临床研究行业的资料编写完成本书。全书共六章，包括药品的开发和临床试验、临床试验的实施机制、临床试验机构管理等内容，以期能够帮助从业者更好地理解临床研究体系和意义。

本书主要供临床研究协调员培训使用，也可作为相关从业者的参考用书。

图书在版编目（CIP）数据

临床研究协调员从业一本通 / 江旻主编 . —北京：中国医药科技出版社，2024.2
ISBN 978-7-5214-4536-7

Ⅰ.①临… Ⅱ.①江… Ⅲ.①临床药学 – 药效试验 Ⅳ.① R969.4

中国国家版本馆 CIP 数据核字（2024）第 060233 号

美术编辑　陈君杞
版式设计　友全图文

出版　**中国健康传媒集团**｜中国医药科技出版社
地址　北京市海淀区文慧园北路甲 22 号
邮编　100082
电话　发行：010-62227427　邮购：010-62236938
网址　www.cmstp.com
规格　710×1000 mm $^1/_{16}$
印张　12 $^3/_4$
字数　231 千字
版次　2024 年 2 月第 1 版
印次　2024 年 2 月第 1 次印刷
印刷　河北环京美印刷有限公司
经销　全国各地新华书店
书号　ISBN 978-7-5214-4536-7
定价　**59.00 元**

获取新书信息、投稿、为图书纠错，请扫码联系我们。

编委会

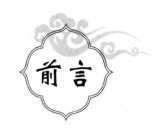

前言

随着中国生物医药产业的蓬勃发展，我国临床研究的规模相比十年前有了质的飞跃。特别是2017年中国加入国际人用药品注册技术协调会（ICH），成为其全球第八个监管机构成员，大大加速了中国临床试验质量提升的全球化脚步，也对临床研究从业者也提出了更高的要求，而其中临床研究协调员（CRC）角色的重要性正在日益凸显。

近年来临床试验数量快速增长，越来越多的年轻人投身临床研究行业中，而大量的CRC新手在正式进入工作岗位之前所受到的培训大都是所属公司的短期、片段化的培训，缺乏成体系的培训来支持CRC岗位的标准化教育。在我国，药物和医疗器械的临床试验，基本上都有CRC参与，其职责不仅局限于临床试验的协调，而是涵盖了更广泛的临床研究支持工作。因此，CRC的业务水平对临床试验质量的影响是非常显著的。

在临床研究中，CRC不仅需要确保获取科学可信的数据，还需要严格遵循药物临床试验质量管理规范（GCP）和伦理指南等规定，这就要求他们具备严谨的态度。对于优秀的CRC而言，除了具备完整的知识体系，灵活的沟通技巧不可或缺，而目前的培训基本上都偏重知识的学习，这是目前行业中CRC培训体系的"偏科"现象，这些技巧和方法都需要在职业生涯中进行持续的教导。

针对CRC培训的需求，编者参考了国内外临床研究行业的一些资料，结合日常工作中的经验，编写了本书。对于想从事CRC的人来说，本书不仅是学习知识、技能和沟通的基础，也能帮助从业者更好地理解临床研究的体系和意义。预祝所有CRC都能在这一重要岗位上有所建树。

再次感谢所有编写人员为本书付出的辛勤努力，也欢迎行业同仁批评指正，使CRC培训体系逐步完善。

编　者

2024年1月1日

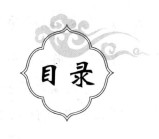

目录

绪　言

2017年10月8日，中共中央办公厅、国务院办公厅印发《关于深化审评审批制度改革鼓励药品医疗器械创新的意见》，针对改革临床试验管理，加快药品上市审评审批，促进药品创新和仿制药发展，加强药品医疗器械全生命周期管理等提出多项改革举措。2019年11月29日，国家药品监督管理局、国家卫生健康委发布《药物临床试验机构管理规定》，自2019年12月1日起调整药物临床试验机构的管理方式，由资质认定调整为备案管理，更好地服务以临床价值为导向的药物创新，有助于创造良好的临床试验环境，激发更大市场活力。在临床试验数量迅猛增长的同时，临床试验监管日益严格、试验各方对临床试验质量的重视日益提高。临床医师面临在参加临床研究的同时，仍然需要完成繁重的临床诊疗、科研、教学等任务，所以临床研究工作中大量非医学判断类事务需要相关的专业人员协助完成，临床研究协调员（clinical research coordinator，CRC）兴起并得到迅猛发展。

一、临床研究协调员的定义

CRC是研究团队一员，经主要研究者授权，并接受相关培训后，在临床试验中协助研究者从事非医学判断相关工作的人员，是临床试验的执行者、协调者和管理者。CRC是临床试验中非常重要的组成部分，他们是申办者、临床试验机构、伦理委员会、研究者、受试者间的重要联系纽带。

二、CRC的重要性

CRC这一职业最早出现于20世纪80年代的美国，主要负责对临床试验进行全过程协调。在欧美一些发达国家，CRC早已成为高质量临床试验不可或缺的一部分。

2023年11月3日，国家药品监督管理局发布《药物临床试验机构监督检查办法（试行）》，国家药品监督管理局食品药品审核查验中心同时发布配套文件《药物临床试验机构监督检查要点及判定原则（试行）》，在检查要点中明确提出了对CRC的要求，例如："A4.6机构建立管理制度及工作程序，确保被授权的个人或单位（如临床研究协调员或委托检测单位等）具备相应资质，所执行临床试验相关职责和功能符合法规要求""B2.1专业具有开展临床试验所需要的足够数量的临床医生、护士和其他相关人员（如临床研究协调员等）"B2.5 研究医生和研究护士具有在本机构的执业资格，其他研究人员（如临床研究协调员等）与本机构通过合同等方式约定提供服务"。可见CRC在我国的临床试验高速发展的今天，已成为重要的、不可或缺的角色，为保障临床试验受试者的安全、保证临床试验的质量和加强临床试验各方的沟通协调起到了关键性的作用。有研究者认为CRC在临床试验中的专业表现是临床试验成功的关键。

CRC在临床试验实施的整体流程中扮演着重要的角色，如学习者、执行者、教育者、资料收集者、数据录入员、协调者等，同时还协助研究者和研究护士管理着临床试验的药物、受试者、生物样本、设备、文件。对于整个研究团队来说，CRC是不同部门、科室的联络者和桥梁。

三、CRC的工作内容

CRC在研究中心参与临床试验从开始到结束的所有过程。为减轻研究者工作负担，保证临床试验的质量，CRC可被授权在临床试验不同阶段承担非医学行为的工作。

（一）临床试验启动前

（1）参加研究者会议，熟悉试验方案。

（2）协助主要研究者、监查员递交伦理材料及药物临床试验机构要求的材料。

（3）准备试验项目实施所需的必备文件（如实验室正常值范围、实验室质控证明、各种检查设备的参数等）。

（二）项目启动阶段

（1）提供启动会支持，协助启动会资料准备。

（2）参加启动会议，熟悉试验团队成员及其授权范围。

（3）确认临床试验物资交付情况，协助确认试验各方职责。

（4）掌握研究方案，尤其是临床试验实施步骤。

（5）熟悉病例报告表（case report form，CRF）的填写要求。

（6）建立试验资料文件夹并负责试验开展过程中资料的保存。

（三）项目进行中

1.协助研究者筛选、入组受试者

（1）收集受试者既往诊断、治疗相关资料，提供给研究者。

（2）提供正确版本的知情同意书给研究者。

（3）核对是否按要求签署知情同意书，副本是否已交受试者，进行电话或网上筛选登记（根据授权情况）。

（4）协助研究者登记受试者基本情况，填写项目筛选入选表，鉴认代码表。

2.协助研究者安排受试者的检查、治疗和随访，并做相关记录

（1）提前沟通并协助安排受试者治疗和访视日程。

（2）CRC凭研究医生的处方向专职试验药师取药，与研究护士核对相关信息。及时回收剩余药物及其外包装，收集药物使用记录（如输液单、服药日记卡等）。

（3）协助研究护士/临床护士留取受试者的特殊血标本或其他检测标本，并负责预处理、保存及递送等工作。

（4）获取试验所需的资料（相关检查报告单、肿瘤评估表及刻录光盘等）；临床检查、检验结果发现异常，及时报告研究者。

（5）及时准确填写病例报告表，保证临床试验数据及时填报。

（6）协助研究护士/研究者收集受试者相关费用报销的材料。

（7）接收、邮寄临床试验过程中的相关材料，并保存相关证明（研究药物除外）。

（8）获知不良事件/严重不良事件（adverse event/serious adverse event，AE/SAE）、试验方案中规定的、对安全性评价重要的不良事件和实验室异常值等及时告知研究者，协助研究者向本院伦理委员会、申办方报告SAE，保存报告记录及回执。

（9）准备相关材料，配合监查、稽查及检查工作。

（四）项目结束

（1）及时清点试验过程中有关物资，退还申办者。

（2）与监查员共同清点及整理研究资料，协助研究护士和机构办公室完成项目质量自评工作，将总结报告、临床试验原始资料及CRF等资料交药物临床试验机构存档。

四、CRC的管理模式

目前国内机构对CRC存在不同的管理方式，包括院内专职化CRC、主要研究者聘用CRC、申办方或合同研究组织（contract research organization，CRO）委派CRC、第三方现场管理组织（site management organization，SMO）派遣。由于合规性问题和风险，申办方或CRO直接委派CRC的模式逐渐消失。

五、CRC应具备的能力

CRC要胜任临床试验过程中的各种角色需要具备相应的能力。首先需要具备法律法规基本知识、医药护理基础知识、药物临床试验基本知识、沟通交流与协调能力，还需要具备一定的中英文语言运用能力以及计算机使用与文件管理的能力。

六、CRC的培训、认证

2015年《CRC行业指南（试行）》中提到了CRC的培训及认证相关问题。但目前我国并没有政府主管部门发布的针对CRC的培训认证体系。

健全的培训认证体系主要分为三个层面。第一个层面是SMO公司的培训考核，除了对法律法规、药品监管、公司制度、沟通技能的培训，还需要进行实践演练，形成良好的"传帮带"培训机制，提升CRC在试验项目运行过程中处理问题的能力；第二个层面是机构的培训考核，需要针对机构运行流程对新来的CRC进行培训，另外还应该从"量"到"质"进行全方位考核；第三个层面是经政府认定的行业协会组织的培训考核，亟需形成CRC的阶梯培训机制及职业发展规划，使CRC可以作为一项终身职业进行发展，从初级到高级，从技术到管理，逐级发展，并依据自己的优势选择发展方向，比如项目管理、人事管理、培训管理、质控管理等，并针对不同的发展方向完成有特色的培训及学习。

参考文献

［1］广东省药学会. 药物临床试验CRC管理广东共识（2020年版）［J］. 今日药学，2020，30（12）：799-801.

［2］Fox RC. Experiment perilous：Physicians and patients facing the unknown［J］. American Sociological Review，1959，25（1）：133.

［3］Eaton T，Pratt CM. A clinic's perspective on screening, recruitment and data collection［J］. Statistics in Medicine，2010，9（1）：137-144.

［4］Papke A. The ACRP national job analysis of the clinical research coordinator［J］. The Monitor Winter，1996，45-53.

［5］Mueller MR. From delegation to specialization：nurses and clinical trial coordination［J］. Nurs Inq，2001，8（3）：182-90.

第一章 总 论

第一节 临床试验的历史代表事件

在人类临床试验的历史长河中，一点一滴的医学进步都是医学家大胆地尝试、缜密地思考并与受试患者密切配合和付出巨大代价所取得的。正是有了前人的付出，才有了今天较为完善的研究监管制度和新药试验环境。我们遴选具有代表性的重要事件向读者介绍。

一、古代中国第一次朴素的临床试验

宋代《本草图经》中，有一段记录，大致意思是：为了验证人参的效果，人们让两个人同时跑步，一个含着人参，一个不含。跑了几里路后，不含人参的人喘息困难，而含着人参的人呼吸平稳。这是有记录的第一次朴素的临床试验，而且与现代的药效评价一致，是以"比较"为基础。

二、第一个现代意义的临床试验

詹姆斯·林德是18世纪一位苏格兰海军军医，由于海上航行时食物和环境比较恶劣，船员们常常因为缺乏维生素C而患上坏血病。为了找到有效的治疗方法，林德进行了一项严谨的临床试验。他将12名患有坏血病的船员分为6组，每组2人，分别接受不同的治疗方法。其中一组船员吃了两个橘子和一个大柠檬，结果他们的症状逐渐好转并康复。这项研究被视为第一个临床对照试验，林德也被认为是临床对照试验历史发展的先驱者之一。

三、血清治疗白喉试验

19世纪末，为了验证血清疗法治疗白喉的临床疗效，丹麦病理学家Fibiger设计了一项严谨的临床对照试验。他收集了1896—1897年间丹麦哥本哈根医院收治的白喉患者，将他们按照入院日期分配为两组，一组接受每天两次皮下注射白喉血清的治疗，另一组仅接受标准治疗。所有患者都使用硝酸银或沥青油的方

案擦洗喉咙，主要结局指标是病死率，其他的指标还有体温、蛋白尿等。试验结果提示血清治疗白喉可降低白喉的病死率。

四、随机对照研究

真正的随机化的概念在1926年由Fisher引入并应用于农业研究。真正里程碑性质的随机对照临床试验，要等待一个叫希尔的英雄出现。希尔是一位伟大的医学统计学家，他把Fisher提出的随机化原则引入临床试验中，并在1937年编写了《医学统计学原理》，提出了严格遵守随机化是临床试验的必要条件，奠定了临床试验方法学的理论基础。

1948年，英国医学研究委员会牵头开展了一项覆盖整个英国的多中心、随机对照临床试验，旨在验证链霉素治疗肺结核的疗效。该试验受试者为经细菌学检查确诊的急性进展性双侧肺结核患者，共107例，采用随机数字表产生随机序列号，随机分配为2组，并通过密闭信封保存随机序列号。治疗组55例接受链霉素治疗加卧床休养的方案，对照组52例只接受卧床休养。研究结果表明：在52名仅卧床休息的对照组患者中，半年观察期间，死亡率为27%，而在55名卧床加链霉素的治疗组中，死亡率仅为7%。治疗组与对照组相比死亡率下降74%。治疗组中其他非致死性观察指标也较对照组有明显改善。试验结果证明：链霉素治疗结核病有效。研究结果发表在《英国医学杂志》上，题为"链霉素治疗肺结核的随机对照试验"。这项研究在临床试验方法学发展中的地位举足轻重，被视为第一个随机双盲对照临床试验，成为现代随机临床试验的奠基石。

结语

这几个临床试验，仅仅是临床试验发展历史中的冰山一角。在过去的几十年乃至上百年的时间里，安慰剂研究、双盲试验等众多研究方法成为临床试验发展的重要组成部分。尽管其中的一些研究可能并未观察到治疗的明确益处，但这些试验的方法却在很大程度上影响了未来临床试验的设计思路。

基于过去的实践，我们逐渐探索出了今天临床试验设计的四大原则——对照、双盲、随机以及重复。这四大原则构成了随机对照临床试验（randomized controlled trial，RCT）的基本要义。随机对照临床试验是目前药物临床试验设计的"金标准"，也是评估医疗措施效果的最重要的方法。这种方法确保了试验结果的客观性和可靠性，为提高临床治疗水平和改善患者生活质量发挥了重要作用。

第二节 临床试验伦理和受试者保护

一、临床试验伦理的发展

临床试验伦理的发展历史悠久，自希波克拉底时代起就明确了患者的利益为最优先，不要伤害患者的理念。然而，医学研究的对象终究是人类，因此人体研究不可避免。为了医学的发展，参与试验的人员需要承担临床试验所带来的风险，正是他们的付出，促成了医学的进步。然而，在这种情况下，临床试验可能不会优先考虑受试者的治疗利益。那么我们该如何平衡临床试验和受试者之间的关系呢？

在历史上，不乏涉及伦理问题的医学研究。例如，第二次世界大战期间出现了很多有争议的人体试验，其中包括臭名昭著的侵华日军在中国进行的人体细菌试验，以及德国战犯在犹太人身上进行的活体试验等。此外，还有其他具有历史意义的事件，如布鲁克肝炎研究、美国公共卫生服务的 Tuskegee 梅毒研究等，这些研究都存在不符合伦理学规范的行为。

二战结束后，纽伦堡审判对德国医学战犯进行了指控，他们"以医学的名义犯了谋杀、拷打以及其他残暴的罪行"。随后通过的《纽伦堡法典》确认了人体研究中参与者的自愿同意原则。自此之后，众多重要的伦理原则陆续得到了发布和认可，例如《贝尔蒙报告》《赫尔辛基宣言》等。《赫尔辛基宣言》于1964年发布，它补充并修正了《纽伦堡法典》中较为抽象和简单的伦理原则，增加了对受试者的权利保护，并将受试者的利益置于科学和社会学利益之上。《贝尔蒙报告》则明确了临床试验需遵守尊重、公正和受益的三大原则。

为了指导医学研究者遵守这些基本的伦理原则，各类机构和政府监督部门制定了一系列与临床研究伦理有关的准则。比如，美国国家生命伦理学顾问委员会报告提出的《国际性研究中的伦理与政策问题：发展中国家的临床试验》，以及国际医学科学组织理事会的《涉及人类受试者的生物医学研究国际伦理学指南》等。

在这些伦理原则的基础上，美国NIH生命伦理部门的Emanuel在2004年进一步提出了临床试验伦理的8个基本原则，即合作伙伴关系、社会价值、科学的妥当性、公平选择被实验者、优选风险收益比率、独立审查、知情同意、尊重受试者。这些原则为现今的临床试验提供了更为明确和全面的伦理指导。

二、受试者保护

我们之前提及的指导原则都强调了临床试验或研究需要遵循伦理原则和准则，包括维护受试者的尊严、获益原则以及公平公正原则。虽然现在严重违反伦理的研究已经很少见或几乎不存在，但我们仍需不断向研究者强调在临床研究过程中学习伦理知识、遵守伦理原则、充分知情和保护受试者的重要性。

（一）知情同意

1. 知情同意的意义　知情同意具有历史学、监督管理、法律及伦理学内涵。在第二次世界大战中，纳粹医生对集中营的囚犯进行了残忍的人体试验。为了防止人类历史上再次发生这种悲剧，诞生了《纽伦堡法典》。该法典规定了进行人体试验时必须恪守的十项基本准则，其中第一项准则就是进行人体试验前必须事先征得受试者的同意，这就是我们现在所说的"知情同意"的起源。

知情同意包含两部分内容，即"知情"和"同意"。知情是指受试者不仅需要知晓和理解与试验相关的信息，而且需要充分理解这些信息。在此基础上，受试者应按照自己的意愿自愿参加临床试验。这里需要明确的是，这一行为的主体应是受试者。

我国《药物临床试验质量管理规范》和《涉及人的生命科学和医学研究伦理审查办法》都明确规定了在开展研究前，应获得受试者自愿参加临床研究的确认，并提供受试者自愿签署的知情同意书。受试者不具备书面方式表示同意的能力时，研究者应当获得其口头知情同意，并有录音录像等过程记录和证明材料。

2. 知情同意的内容　涉及受试者在了解研究的目的、风险、获益等各方面信息后的自愿同意。它包括以下几方面内容：①透明公开的信息；②理解和做决定的能力；③自愿的原则；④充分理解信息。

3. 如何进行临床研究的知情同意　研究人员使用的"知情和同意"相对于受试者有个更好的表达方式叫"理解和选择"。为了更准确地传达知情同意书的含义，研究者应注重"解释和同意"，而受试者则应注重"理解和选择"，双方都应将此视为自己的责任。

在临床研究中，知情同意书这一行为的主体是受试者一方。为了让受试者能够在充分"理解"的基础上做出"选择"，研究人员使用了通俗易懂的语言，也可以使用图示等。受试者如果有不太明白的地方或者想确认的地方，可以毫无顾虑地提问，直到接受为止。最后经过反复说明，在充分"理解"的基础上接受，并根据自己的意愿做出"选择"，即"作为受试者参加研究"，然后在同意文书上自己填写日期并签名。过程完成时，研究者获得了作为受试者参加临床研究的"同意"。

在研究过程中，当受试者难以进行知情同意时，比如儿童或无行为能力的个体，监护者的知情同意变得尤为关键。若临床试验涉及这些自主知情同意能力受限的人群，必须依据法定代理人的相关规定，明确代理人具有代理知情同意的权限。在某些特定情况下，除了法定代理人的知情同意外，还要求获得受试者本人的知情同意，例如7岁以上智力正常的儿童。因此，针对不同情况，应灵活运用知情同意原则，确保研究过程中的伦理性和合法性。

在以生命危在旦夕的患者为受试者的临床研究中，对受试者实施知情同意本身可能面临巨大挑战。在这种情况下，应在研究方案中明确规定：当满足以下所有四个条件时，可以在未经受试者同意的情况下进行临床研究。不过，必须迅速以书面形式记录干预后发生的一切情况。①受试者患有威胁生命的疾病，必须使用试验研究药物治疗；②当前没有已批准或可替代的其他治疗方式能产生相等的或更大的疗效；③研究的实施过程中，对受试者造成的负担和风险应尽可能最小；④患者失去交流能力，无法完成知情同意过程或获得具有法律效力的知情同意书（informed consent form，ICF），且时间不允许联系患者的法定代表人以获得知情同意。

同时采取相应措施对受试者隐私和弱势群体进行保护。

（1）受试者隐私的保护 临床试验是通过多个医疗机构、企业、监管方通过交流而开展的，需要充分注意保护受试者的隐私。2020年版《药物临床试验质量管理规范》强调医疗机构、研究者和申办方均有保护受试者的隐私、对受试者相关信息保密的责任。研究者不可公开使用受试者相关身份信息，避免受试者信息的非法或未授权地查阅、修改、损毁等。申办者应在试验方案和监查计划中明确保护受试者的关键数据和环节。2019年版《中华人民共和国药品管理法》明确规定，实施药物临床试验应当采取有效措施保护受试者合法权益。2021年11月1日施行的《中华人民共和国个人信息保护法》明确了个人信息受到法律保护，要求处理个人信息应当具有明确、合理的目的，并应当与处理目的直接相关，采取对个人权益影响最小的方式，应当限于实现处理目的的最小范围，不得过度收集个人信息。

以下是关于如何在临床试验中保护受试者隐私的一些详细说明。

1）受试者招募：在招募受试者时，应直接与受试者联系，避免受试者的信息被第三方知晓。从保护个人隐私和保密性的角度出发，最好遵循受试者本人联系研究者的招募方式。

2）研究过程：在整个研究过程中，所有涉及的资料，包括但不限于鉴认代码表和CRF（病例报告表）等，都应妥善保管，避免泄漏受试者的身份信息。此外，知情同意书等文件上的签名应与其他资料分开保存，以防泄露受试者信息。

3）研究者和临床监查员（clinical research associate，CRA）的行动：研究者和其他相关人员不应公开讨论受试者的信息和病情，更不能在公共场所或媒体上发布有关受试者的数据。

4）编号的使用：为了保护受试者的隐私，受试者会被分配一个唯一的研究编号。这个编号将作为该受试者在所有相关试验文件上的代号，包括但不限于知情同意书、病例报告表等。

5）数据的存储和传输：所有涉及受试者数据的存储和传输应确保安全和保密，应遵守所有相关的数据保护法规和政策。

6）数据的访问权限：只有经过授权的人员才能访问受试者的数据，访问权限应基于工作需要和最小权限原则进行设置。

7）数据的销毁：当不再需要受试者的数据时，应立即销毁或匿名化处理这些数据。任何纸质或电子版的记录都应进行安全的销毁或匿名化处理。

8）培训和研究结束后：所有参与研究的人员应接受关于保护受试者隐私和保密性的培训，确保他们明白自己的责任和应遵守的规则。在研究结束后，应将所有涉及的资料和数据安全地存储或销毁。

总的来说，保护受试者隐私需要从多个方面入手，包括但不限于招募过程、研究过程、数据管理和人员培训等。每个环节都需要严格遵守相关的法规和规定，以确保受试者的隐私得到充分保护。

（2）对弱势群体的保护 在临床试验的受试者中，弱势群体是一个特别需要关注和保护的群体。除了涵盖在社会经济地位上处于弱势的社会学弱势人群，如老年人、经济困难者、文化程度低等群体，还包括因年龄、疾病或其他原因而缺乏或丧失自主能力的生理性弱势人群，如儿童、孕妇、精神疾病患者和认知障碍者等。

生理性弱势人群由于自身能力的限制，往往无法自主参与知情同意的过程，也无法充分表达自己的真实情感，因此在临床试验中处于一个相对不利的地位。而社会性弱势人群由于缺乏社会竞争力或话语权，在临床试验中更容易受到外部压力或诱惑的影响，承受更大的研究风险，如因犯、终末期患者、研究者的学生和下级、申办者的员工。

考虑到弱势群体在临床试验中所面临的特殊挑战，我们必须强调对其的保护。首先，对于选择弱势群体作为受试者的情况，必须充分评估其合理性和必要性。弱势群体不应该被选择参与那些可以由非弱势群体承担的，或者无法从中获得直接或间接受益的临床试验。其次，要充分保障弱势群体的知情同意权。根据其自主能力的不同，可以采取不同的知情同意方式，如口头知情同意、法定监护人代理知情同意权等，以最大限度保障弱势群体的自主选择权。

为了更好地保护临床试验中的弱势群体，需要临床试验的每一个参与方共同努力。申办方、研究机构、伦理委员会和研究者等各方应根据自己在临床试验中的角色，行使不同的保护职责。例如，申办方负责对试验风险进行持续评估，研究机构实施试验的质控管理，伦理委员会进行伦理审查等。需要强调的是，保护弱势群体的第一道防线并非伦理委员会，而是直接参与研究的研究者。因为研究者需要在保证受试者权益的前提下，获得准确的试验结果。

总的来说，保护临床试验中的弱势群体是一个复杂且重要的任务。这需要我们各方共同努力，以确保每一个受试者的权益得到充分地尊重和保护。

其他一些措施也可以用来保护临床试验中的弱势群体。

1）制定专门针对弱势群体的保护政策：针对不同类型的弱势群体，可以制定专门的保护政策，以确保他们在临床试验中得到充分地关注和保护。

2）提供支持性服务：为弱势群体提供支持性服务，如翻译、听力辅助设备、心理咨询服务等，以帮助他们更好地理解和参与临床试验。

3）增强受试者的教育：通过提供教育和培训，增强受试者对临床试验的了解和自我保护能力，使他们能够更好地表达自己的意愿和需求。

4）强化监管力度：加大对临床试验的监管力度，特别是对弱势群体的保护方面。监管机构应该对存在问题的试验进行调查和处理，以确保受试者的权益得到保障。

5）建立安全保障机制：在临床试验中建立完善的安全保障机制，如紧急救援措施、风险评估制度等，以最大限度地降低弱势群体在试验中可能面临的风险和伤害。

6）倡导社会公正：倡导社会公正和平等，改善弱势群体的社会地位和经济状况，为他们提供更多的机会和资源，从而减少他们在临床试验中受到的不公平待遇。

7）加强伦理审查：强化伦理审查的过程和标准，确保所有涉及弱势群体的临床试验都经过严格的伦理审查，以确保他们的权益得到充分保障。

第三节 临床试验的法规

一、GCP 的起源

在药物临床试验的发展历程中，人们经历了许多惨痛的教训。这些教训促使各国政府意识到必须通过立法要求药品上市前进行临床试验，以充分评价其安全性和有效性。以下是几个关键事件，它们对临床试验质量管理规范（good clinical practice，GCP）的形成产生了重要影响。

（一）磺胺酏事件

新药临床试验发展的过程中人们经历了惨痛的教训。20 世纪前，各国的药品监管都比较宽松。1937 年美国磺胺酏事件开始改变政府的监管导向。磺胺类药物是人工合成的抗菌药，用于治疗链球菌和葡萄球菌感染，可以代替产量不足的青霉素药物。1932 年首次合成上市后，一直很受欢迎，开始常用粉末状磺胺类药物涂覆伤口。各大制药厂也是踊跃加入这场利益的争夺战，将磺胺类药物制作成胶囊、药片和药粉出售。1937 年 6 月，麦森吉尔制药公司的首席化学家和药剂师瓦特金斯将磺胺溶解在二甘醇中制作出色香味俱全的口服糖浆，主要供应给儿童使用，最终造成了 105 人死亡，其中有 34 例是儿童。导致这次悲剧的原因是口服磺胺药物没有进行任何毒理测试，而当时的食品药品法规并没有要求新药做安全性测试。1938 年 6 月 25 日，富兰克林·罗斯福总统签署通过了《联邦食品、药品和化妆品法案》。该法案通过明确要求所有新药上市前必须通过安全性审查，禁止被美国食品药品监督管理局证明出于欺诈目的、在药品标签上作出虚假医疗声明的行为。该法案显著增加了联邦监管的权限，同时授权给美国食品药品监督管理局对制造商进行检查的权利和扩大执法权，为食品监管设立了新的标准，并将化妆品和医疗设备置于联邦监管之下。该法案虽在日后经过了大量修改，至今仍然构成了美国食品药品管理局监管权限的核心基础。

（二）反应停事件

20 世纪 60 年代发生震惊世界的 "thalidomide tragedy（反应停事件）"。沙利度胺是一种镇静药物，曾被广泛用于治疗妊娠呕吐。但这个药品严重阻碍胎儿四肢的生长，导致婴儿出生时带有严重形体缺陷，也就是"海豹胎"。但是由于当时欧洲各国对药物上市没有严格的要求和管理，所以该药未经临床试验就在欧洲一些国家上市并被广泛使用，最后导致二十多个国家上万名畸形胎儿的出生。由于美国食品药品管理局（FDA）有必须先进行临床试验的要求，所以未发生类似的惨剧。这一惨案使欧洲各国政府充分认识到，必须通过立法来规定药品上市前需要提交药品安全性和有效性的证据，并赋予药品监督管理部门审批新药的权利和行使强制性监督检查职能。在此背景下，世界医学大会通过了《赫尔辛基宣言》，后续又经过多次修订。1991年欧共体（欧盟前身）颁布了《欧共体国家药物临床试验规范》，于1992年1月生效。

（三）梅毒事件

1932年，美国阿拉巴马州对一组感染了梅毒的黑人进行了长达40年无任何治疗措施的跟踪研究，即历史上著名的Tuskegee试验。受试者被要求经常做脊髓穿刺以采集脊髓液进行分析，而所有患者被告知这是特别的免费治疗。研究者以免费的丧葬服务要挟在试验中死去的患者同意做尸检。20世纪40年代，青霉素已经成为全美国治疗梅毒的标准疗法，政府有一系列公共卫生项目支持对梅毒患者的治疗，但是Tuskegee试验的研究者还是千方百计阻止梅毒受试者参加这样的青霉素治疗项目继续试验，造成非常恶劣的影响。1974年，美国通过了国家研究法案，制定涉及人体试验的国家研究的监管法规，所有的人体试验都需要获得医学伦理委员会（Institutional Review Board，IRB）的批准。1977年，美国《联邦管理法典》首次提出药物临床试验质量管理规范（GCP）概念，它不仅包括了研究的伦理方面的考虑，也提出了高质量数据的概念，以保证研究结果可靠。

这些悲剧的发生主要原因是药品在上市前没有进行充分而可靠的临床安全性评价。这些事件促使各国政府认识到通过立法要求药品上市前进行临床试验的重要性。随着时间的推移，临床试验规范不断发展和完善，形成了今天我们所知的GCP。这些早期的历史教训不仅对当今的药物开发产生了深远的影响，也为我们提供了宝贵的经验和教训。

1962年，美国对其《联邦食品、药品和化妆品法案》进行了重大修订。此次修订明确规定，所有临床研究项目在启动之前，其试验方案必须经过美国食品药品管理局（FDA）的严格审查。从1969年开始，只有那些提供了随机对照临床研究结果的新药才有可能获得FDA的批准。为了确保临床试验的规范性和可靠性，同时保障受试者的权益和生命安全，美国FDA随后发布了一系列关于临床试验的法规和指导原则。这些原则涵盖了申办者、监查员、研究者、受试者保护、对临床研究者的监查指导、保存临床研究记录的要求、知情同意以及临床研究者的检查等方面。除了试验方案之外，这些法规和指导原则还要求申办者向FDA提交研究者的身份、资格以及临床前研究和前期临床研究的数据。同时，为了确保试验的透明度和可追溯性，还需要保存足够的记录，并在研究结束或中止时向FDA提交研究报告。任何发现的不良反应都必须及时向FDA报告，并实施临床试验的检查制度。

这些法规和指导原则构成了当前GCP的核心内容，它们的目标都是为了确保临床试验的规范性和可靠性，同时最大程度地保护受试者的权益和生命安全。临床试验是新药研究开发过程中至关重要的一环，它发挥着对上市前新药安全性和有效性进行最后评价的关键作用。为了保证临床试验过程的规范性和可靠性，同时确保结果的科学与可信，日本和欧洲许多国家在20世纪80年代中期和后期，仿效美国制订并实施了《药物临床试验质量管理规范》。这些规范的核心是将受试者或患者的安全与获益放在首位，要求药物在进行人体试验前先进行动物实验，并且在药物上市批准前需要进行临床试验评价，并向监管部门提交安全性和有效性数据。虽然各国的核心理念相似，但在临床试验的具体细节和数据标准方面仍存在较大的差异，因此制定统一的规则和标准已成为发展的趋势。

二、ICH-GCP的发展

1990年由欧盟、美国及日本发起，并由三方成员国的药品管理当局以及制药企业管理机构共同组成国际协调会（The International Conference on Harmonisation，ICH），并于2015年，更名为国际人用药品注册技术协调会（The International Council for Harmonisation）。ICH的目的是协调各国的药物注册技术要求（包括统一标准、监测要求、数据收集及报告格式），使药物生产厂家能够应用统一的注册资料规范，按照ICH的有效性、质量、安全性及综合学科指南申报。先后出台了很多指南，包括质量（Q）、有效性（E）、安全性（S）、多学科（M）共4个领域。其中有效性（E）系列包括临床试验的设计、实施、安全性和报告，还涵盖多个不同类型新药研发的指南。E系列中的E6即ICH-GCP，把GCP定义为"一套有关临床试验的设计、组织、进行、监查、稽查、记录、分析和报告的标准，该标准可保证试验的准确、可靠，并保证受试者的权利、整体性和隐私受到保护"。

目前ICH成员已经扩展至加拿大卫生部、瑞士医药管理局、巴西卫生监督局、韩国食品药品安全部和中国国家药品监督管理局、新加坡卫生科学局、韩国食品药品安全部等监管机构和国际仿制药和生物类似药协会、全球自我医疗联合会和美国生物技术创新协会等3个行业协会。此外，ICH的观察员包括世界卫生组织和国际制药工业协会联合会，以及印度、古巴、墨西哥、哥伦比亚、南非、哈萨克斯坦、俄罗斯、澳大利亚等16个国家立法或行政机构。

1996 年5月，国际人用药品注册技术协调会议（ICH）颁布了ICH-GCP（R1），现行的ICH-GCP是2016年11月9日发布的ICH E6（R2），鼓励在临床试验中采用更加先进和高效的方法，如计算机化系统、基于风险的质量管理体系和中心化监查等，以保证受试者的权益和临床试验数据的质量。这在当时乃至现在仍然代表了国际最新的临床试验规范标准，获得了世界各国的广泛重视，并成为国际特别是制药发达国家认可的所有临床试验都应遵循的标准。2019年ICH启动该指南的第三次修订，2023年5月23日ICH发布 ICH E6（R3）药物临床试验质量管理规范（GCP）指南草案。R3草案重点是鼓励使用新技术、新方法高效开展临床试验，进一步解决创新的试验设计，多样化的数据源等相关问题。

三、我国GCP的发展

自1949年以来，我们主要学习和借鉴了苏联的制度和经验，同时也借鉴了当时国际上普遍采用的监管制度。国务院于1978年颁布了《药政管理条例》，这标志着我国历史上第一部药品管理法规的诞生。该条例首次明确规定，生产新药必须经过临床试验，并经过有关部门组织鉴定。

1985年，全国人大常委会通过了《中华人民共和国药品管理法》，这标志着中国的新药管理进入了法治化时代。这部法律对药品的临床试验、生产、销售和使用等环节进行了规范，为保障人民的健康和安全奠定了基础。1989年3月卫生部颁发GCP第一版（试行版）。

1992年，卫生部派专员参加了世界卫生组织（WHO）的GCP指南定稿会议，并邀请国外专家介绍国外GCP的情况。同时，还举办了GCP研讨会，为我国GCP的发展奠定了基础。随后，1995年成立了GCP起草小组，起草了我国的《药品临床试验管理规范（送审稿）》。国家药品监督管理局成立后，于1999年9月正式颁发并实施我国的第一部《药物临床试验管理规范》。这一版本的GCP标志着中国GCP的正式确立和实施。

随着行业的发展，为了更好地监督和管理临床试验，广泛征求意见并结合国情后，原国家食品药品监督管理总局最终定稿并颁布了我国的《药物临床试验质量管理规范》（简称GCP），该规范自2003年9月1日起施行。

2003版的GCP更接近于国际上其他国家的GCP要求，如ICH-GCP以及世界卫生组织（WHO）的GCP指导原则。这一版本的GCP主要针对临床试验质量监管和临床试验参与者权益保护进行了完善。

2020年4月26日，国家药品监督管理局与国家卫生健康委联合发布了新版的《药物临床试验质量管理规范》，该规范自2020年7月1日起施行。这一新版的GCP在保持与国际接轨的同时，更加注重保护受试者的权益和安全，以及提高临床试验的质量和规范性。我国GCP的变迁见表1-1。

表 1-1 我国 GCP 的变迁

时间	事件
1998 年 3 月 2 日	原卫生部发布了我国《药品临床试验管理规范》（试行）
1999 年 9 月 1 日	国家药品监督管理局发布《药品临床试验管理规范》
2003 年 8 月 6 日	国家食品药品监督管理局（SFDA）发布《药物临床试验质量管理规范》（简称 GCP），2003 年 9 月 1 日起施行
2017 年 6 月 1 日	国家食品药品监督管理总局（CFDA）加入了 ICH，2018 年当选管委会成员
2015~2018 年	多次发布 GCP 修订草案征求意见稿
2020 年 4 月 26 日	国家药品监督管理局与国家卫生健康委联合发布新版《药物临床试验质量管理规范》，2020 年 7 月 1 日起施行

第四节 科研诚信

科研诚信是科学研究中不可或缺的重要素质，也是学术界备受关注的焦点。科研诚信是指在科学研究过程中遵守道德准则和规范，秉持真实、客观、公正的原则进行学术探索和创新。它涉及研究者的学术诚信、学术真实度、学术诚实、学术道德等多个方面。

一、医学科研诚信

医学科研行为是指在开展医学科研工作的机构及其人员，在基础医学、临床医学、预防医学与公共卫生学、药学、中医学与中药学等学科领域，涉及科研项目申请、预实验研究、研究实施、结果报告、项目检查、执行过程管理、成果总结发表、评估审议、验收等环节中的行为活动中，弘扬科学家精神，追求真理、实事求是，遵循科研伦理准则和学术规范，尊重同行及其劳动，防止急功近利、浮躁浮夸，坚守诚信底线，自觉抵制科研不端行为。

医学科研诚信的意义在于保持学术界的正常运转，推进科学事业的发展，维护科学道德的底线，并增强研究成果的可信度和影响力。为了规范科研行为，防止科研不端行为，世界各国都开展了科研诚信体系和科研诚信制度的建设。例如，美国形成了政府负责规范指导，大学和科研机构负责调查处罚，学术组织负责指导约束的科研诚信体系。欧洲各国等也都出台了关于处理科研不端行为的政策。

我国科研诚信建设始于2007年，由科学技术部牵头建立了科研诚信联席会制度。成员包括教育部、财政部、卫生部、中国科学院、中国工程院等多家单位，并在2009年8月29日联合发布了《关于加强我国科研诚信建设的意见》，提出通过教育引导、制度规范、监督约束来共同推进科研诚信建设。2014年9月，国家卫生计生委与国家中医药管理局联合发布了《医学科研诚信和相关行为规范》（以下简称《规范》）。《规范》适用于所有开展医学科研工作的机构和个人，不仅强调了医学科研人员须遵守科研伦理原则，即保护受试者，而且进一步从样本采集、过程记录、不良事件处理等方面也提出了诚信行为规范。这给医学科研人员的工作提供了可遵循的指导原则，并在增强广大医学科研人员诚信意识，遵守诚信原则，养成良好科研行为习惯等方面发挥了积极的引导作用。

2018年3月28日，中共中央办公厅、国务院办公厅印发了《关于进一步加强科研诚信建设的若干意见》，以建立科学规范、激励有效、惩处有力健全完备的科研诚信制度规则，建立职责清晰、协调有序、监管到位的有效运行的科研诚信工作机制，建立完善覆盖全面、共享联动、动态管理的科研诚信信息系统为目标，并提出四个基本原则，即明确责任，协调有序；系统推进，重点突破；激励创新，宽容失败；坚守底线，终身追究。第一次明确坚持零容忍，强化责任追究，对严重违背科研诚信要求的行为依法依规终身追责。

2019年10月，科技部会同国家卫生健康委员会等20部门制定《科研诚信案件调查处理规则（试行）》（以下简称《调查处理规则》），对科研诚信案件调查工作的责任、程序等作出了明确规定。2021年1月27日国家卫生健康委员会、科技部、国家中医药管理局对《医学科研诚信和相关行为规范》进行了修订。修订后的《规范》则进一步明确了医学科研诚信及相关行为的准则，界定了"是与非"的边界，将与《调查处理规则》协同发挥作用，持续改进、不断营造风清气正的良好医学科研氛围。

二、临床试验中的科研诚信

开展临床试验的主要目的是通过人体（包括健康人或患者）进行药物或者新方法、新技术的系统性研究来验证药物新方法、新技术的安全性和治疗效果，为药物、医疗器械提供注册申请材料。新药和新器械注册申请的数据材料造假严重影响药品或者医疗器械的安全性，危及人民群众的健康和安全，严重可能导致死亡。鉴于药品安全的重要性，国家药品监督管理局按照最严谨的标准、最严格的监管、最严厉的处罚、最严肃的问责，确保广大人民群众饮食用药安全。

2015年7月22日，国家食品药品监督管理总局发布《关于开展药物临床试验数据自查核查工作的公告》（2015年第117号），公告声明将组织专家对申请人的自查材料等进行数据分析并视情况开展飞行检查。检查中发现临床试验数据弄虚作假或者不完整不真实的，将追究申请人、临床试验机构、合同研究组织的责任，并向社会公开。《最高人民法院、最高人民检察院关于办理危害药品安全刑事案件适用法律若干问题的解释》（以下简称《解释》）已于2022年2月28日由最高人民法院审判委员会第1865次会议、2022年2月25日由最高人民检察院第十三届检察委员会第九十二次会议通过，《解释》第八条将药品申请注册中提供虚假的证明、数据、资料、样品或者采取其他欺骗手段，造成严重后果的行为认定为刑法第一百四十二条之一规定的"对人体健康造成严重危害"。

临床试验的科研诚信是确保医学研究结果真实、可靠、可信的关键因素，是确保医学研究质量和公信力的基础。只有坚持诚信原则，才能获得可靠的研究成果，推动医学科学的进步和发展。

参考文献

［1］郑航.临床试验简史［M］.上海：上海交通大学出版社，2000.

［2］Lepreau F.J.Clinical investigation in the 18th century［J］.N Engl J Med，2002，347（9）：692.

［3］Gluud，C.N.Centenary of Fibiger's controlled clinical trial［J］.Ugeskr Laeger，1998，160（51）：7407–7408.

［4］Medical Research Council.Streptomycin treatment of pulmanary tuberculosisi［J］.Br Med J，1948（2）：769–782.

［5］Bhide A.，P.S.Shah and G.Acharya. A simplified guide to randomized controlled trials［J］.Acta Obstet Gynecol Scand，2018，97（4）：380–387.

［6］Hart P.D.Randomised controlled clinical trials［J］.BMJ, 1991, 302（6787）: 1271-1272.

［7］World Medical Association.Declaration of Helsinki--Recommendations guiding physicians in biomedical research involving human subjects［J］.JAMA, 1997 （277）: 925-926.

［8］Emanuel E.J. et al.What makes clinical research in developing countries ethical?The benchmarks of ethical research［J］.J Infect Dis, 2004, 189（5）: 930-937.

［9］江一峰等.临床试验中的弱势群体及其伦理保护［J］.医学与哲学, 2017, 38 （11）: 25-27.

［10］林昕, 周欣.论如何在药物临床试验中保护弱势群体［J］.中国医学伦理学, 2017, 30（5）: 572-575.

［11］Okuonghae HO, Ighogboja IS, Lawson JO, et al.Diethylene glycol poisoning in Nigerian children［J］.Ann Trop Paediatr, 1992（12）: 235-238.

［12］Calvery HO, Klumpp TG.The toxicity for human beings of diethylene glycol with sulfanilamide［J］.South Med J, 1939, 32: 1105-1109.

［13］Jackson CO.Food and Drug Legislation in the New Deal［J］.Princeton NJ, 1970: 151-174.

［14］Howard-Jones, N.Human experimentation in historical and ethical perspectives ［J］.Soc Sci Med, 1982, 16（15）: 1429-1448.

［15］Katz, R.V. et al. Exploring the legacy of the Tuskegee Syphilis Study: a follow-up study from the Tuskegee Legacy Project［J］.J Natl Med Assoc, 2009, 101（2）: 179-183.

［16］Challoner D.R.and R.A. Kreisberg.Position statement: On the DHEW proposed rule making to implement the National Research Service Award Act of 1974［J］.Clin Res, 1975, 23（5）: 288-289.

［17］刘川.临床试验数据管理国际法规的概述［J］.药学学报, 2015, 50（11）: 1443-1451.

第二章 药品的开发和临床试验

第一节 临床前研究到临床试验的转变

在临床试验中考虑候选新药时，必须慎重评估之前进行的临床前研究数据。特别是首次人体试验（first in human，FIH）阶段，由于受试者大多为健康成人，保护受试者的安全成为首要关注点。在FIH人体试验中，不能对没有健康问题的志愿者造成严重的不良反应或持久的损害。FIH试验不仅包括传统的Ⅰ期试验，还包括微剂量临床试验、早期探索性临床试验等多种类型试验。此外，也有研究者发起的临床研究等进行FIH试验的例子。2016年，法国雷恩的FIH试验中，发生一名健康受试者死亡事件，暴露出试验药物说明书中的临床前研究数据不完整，安全性考虑不足的问题。因此，我们需要更加关注临床前研究数据的分析和解读，以确保在受试者第一次给药时的安全性。本节叙述临床前研究数据的分析和解读，以及在确保人体临床试验安全性各方面的注意事项。

一、临床前研究种类

在开发新药时，应在预测具有足够疗效且从临床前研究中确认其安全性后，再进行临床试验，如前所述，安全性是最重要的。在进行首次人体注射之前，临床前研究数据的类型已在ICH-M3指南中进行了规定，该指南涉及进行非临床安全性试验以支持药物进行临床试验和上市。其中，具有代表性的Ⅰ期临床试验所需的数据详见表2-1。

表2-1 FIH开始所需的临床前研究种类

序号	临床前研究种类
1	安全性药理试验
2	毒代动力学试验
3	单次给药毒性试验
4	重复给药毒性试验
5	遗传毒性试验
6	致癌性试验
7	生殖毒性试验

安全性药理试验是为了检测除与药效有关的药理作用以外的、可能存在的药理作用，主要是对中枢神经系统、心血管系统、呼吸系统进行研究。一方面，这些药理作用在临床出现的机会很高；另一方面，在毒性试验中使用的剂量往往远超过预测的临床剂量。通过一般观察和病理观察，我们可以探讨潜在的毒性，并将未发现毒性观察的最大剂量视为未见明显毒性反应剂量（no observed adverse effect level，NOAEL）。例如，如果使用1、10、100、300mg/kg的剂量，在300mg/kg的剂量下发现毒性，那么NOAEL将比300mg/kg低一个剂量，即100mg/kg。由于动物数据对人类的外推性不确定，因此重复给药毒性试验的对象通常包括两种动物，即一种啮齿类动物和一种非啮齿类动物。其他的毒性试验则会考虑对下一代的影响，包括生殖发育毒性试验、遗传毒性试验、致癌性试验、探讨对皮肤和血管的刺激性的局部耐受性试验等。这些试验所探讨的毒性在作为药物使用时是不足够的，因此要求具有比一般毒性更广的安全性考量。例如，日光过敏症受到了广泛关注，因此光毒性也成为了一个重要的讨论事项。

二、临床前研究数据的预测性

临床前研究数据通常从动物、人类组织等来源获得，然而，作为活体数据，其应用主要限于动物实验。在动物实验中，往往出现药物的药理作用显著，但在人体内却无法检测到药效或出现意外的不良反应等情况。其主要原因是药物反应性的物种特异性和药物动力学的物种差异等。动物和人类之间存在解剖学、生理学上的差异，可能会对观察到的药理作用产生影响。最近，人类特异性的蛋白质制剂等被大量开发，因此预测反应性变得更加困难。此外，众所周知，在药物动力学方面也存在很大的差异。人与动物本身就属于不同物种，从对血统、饲养条件等进行控制的动物的实验数据，预测不同背景患病人群的反应不是件容易的事情。与此同时，也有症状的语言化问题。实际上人类接受药物时可能会表达有不良反应，例如头痛、口渴等，而动物由于没有语言表达，因此只有在痉挛、脱水等极端情况下才会被检测出问题。虽然临床前研究数据外推有困难，但一般认为目标周围的药物浓度及其反应性是跨物种类似的，在某种程度上可以预测基于药理作用的药效和不良反应。

通过大比例的安全性界值来避免严重的不良反应也不是不可能的。在神经系统方面，痉挛、失调常被高估。头痛、口干、发汗等也被认为是很难预测的。不能预测神经障碍的代表例子是SMON综合征（亚急性脊髓视神经症）。一般用于毒性试验的小白鼠、大鼠没有出现神经毒性，因此产生了上述事例。后来在狗等动物中也发现了这种症状，明确了毒性的种属差异。根据这一经验，目前要求在啮齿类和非啮齿类两种以上动物中进行毒性试验。

需要注意的是，心脏不仅是组织学上的变化，生理学上的变化也对其功能产生重大影响。心脏毒性的预测性也不高。在功能上，安全性药理试验中多参考血压、心率、致死率。相关研究表明，作为心律失常的危险因素，心电图Q-T间期延长的研究是必需的。在以往进行hERG试验、摘除心肌数据的基础上，利用诱导性多能干细胞（induced pluripotent stem cells，iPS cells）的新研究，预测性正在提高。

对呼吸系统的非临床表现评价过高的情况很多，在人身上产生的有害反应大多在安全性药理试验中很少被检测出来。消化系统中，啮齿类动物的小肠运输能力与便秘密切相关。一般认为狗比较适合预测恶心的症状，对泌尿系统、内分泌系统、造血系统的预测性较高，但也有过度评价的例子。对肾上腺皮质的影响、大鼠特异性的甲状腺滤泡细胞肿大、狗的乳腺增生等都是过度评价的代表。

以上所述的脏器系统中，过度评价的问题很多，但是从确保安全性的方面考虑的话，比起过低评价更令人满意。然而问题在于，有些不良反应是难以在人类中进行直接讨论的，例如药物性肝损伤、抗原性、皮肤损伤等，此外对胎儿的影响也难以进行直接讨论，所以临床前研究数据难以向人类推及。从这一点来看，对安全性的考虑必须特别慎重，安全性的界值必须宽泛。

三、第一次给药的剂量

根据2012年发布的"健康成年志愿者首次临床试验药物最大推荐起始剂量的估算指导原则"，从非临床过渡到早期临床试验时，需要考虑在健康成年志愿者中开展首次临床试验的最大推荐起始剂量（maximum recommended starting dose，MRSD）。MRSD的确定可以动物毒理学试验的未见明显毒性反应剂量（no observed adverse effect level，NOAEL）为基础，使用人体等效剂量（human equivalent dose，HED）的推导方式；也可以基于药理终点的起始剂量选择的推导方式，综合采用最低预期生物效应剂量（minimum anticipated biologic effect level，MABEL）和药理学活性剂量（pharmacologically active dose，PAD）作为起始剂量估算的依据，并充分考虑药物作用靶点特征、受体占有率（receptor occupancy，RO）等结果，根据PK/PD和生理药代动力学PBPK建模估算。

通过相关动物数据确定NOAEL之后，应选择最恰当方法将动物剂量外推到人体等效剂量，即将NOAEL换算成HED。对于抗肿瘤药物，以体表面积（mg/m^2）

计算剂量时，导致10%啮齿类动物死亡的剂量（LD_{10}）和非啮齿类动物的最大耐受剂量（maximum tolerated dose，MTD）均与人体的MTD有很好的相关性。体表面积归一化法是从动物剂量估算HED普遍接受的做法。然后，通过求首次人体最大推荐起始剂量（maximum recommended starting dose，MRSD）来确定初步给药量。临床试验的MRSD用HED除以安全系数来确定。通常使用的安全系数是10。这个数值是根据历史经验确定的，但并不一定适用于所有情况，安全系数应该根据实际情况加以适当调整。当安全性风险增大时，安全系数应当加大；而有数据证明安全性风险减小时，安全系数可适当减小。

这种基于毒性终点的起始剂量决定法可能导致试验药物药理学作用的过度表现。从德国生物制药公司制造的药物TGN1412所造成的悲剧可知，最低预期生物效应剂量（MABEL）是必要的，因为某些类别的药物或生物制品（如血管扩张剂、抗凝剂、单克隆抗体或生长因子）的毒性反应可能源于过度的药理学作用。因此，对于某些作用机制和作用靶点认识有限、临床前数据的预测价值低的药物，其安全性风险可能更高。可以以最低预期生物效应剂量（MABEL）为其人体初始剂量。为计算最低预期生物效应剂量，研究者必须从药理试验中，根据受体结合特点或功能特点，预测出人体最低生物活性暴露量。继而综合暴露量、药代动力学和药效动力学特征，根据药物的具体情况采用特定的PK/PD模型，推算出最低预期生物效应剂量。

四、首次人体试验

在药物临床试验中，对人类的首次注射被称为FIH试验，通常作为所谓的临床I期试验进行。该试验旨在评估初步的安全性和耐受性，同时评价药代动力学以及初步的药物效果。在某些情况下，还会进行药效学评估和效果评价等。通常以健康成人或轻度病症患者为试验对象。

在进行FIH试验时，一般首先通过单次给药试验来确认药物的安全性和药物特性。如果需要，还会进行反复给药试验。然而，在有些情况下，由于药物的半衰期和作用时间非常长，只进行单次给药试验就足够了。

在制定试验计划时，由于只有临床前研究数据作为参考，缺乏关于人体的具体信息，因此为了确保受试者的安全性，必须采取尽可能多的措施。预测可能从非临床数据中发现与人体相关的反应。针对潜在不良反应，应预先制定检测方法并将其纳入试验计划，以便在不良反应变得不可逆之前检测出这些反应。在FIH试验中，可能会出现一些严重的反应，如药疹和过敏性反应。此外，对于根据非临床历史数据预测的可能不良反应，应事先制定应对策略，以便随时采取应对措施。

另外，对于集中治疗室等设施的使用，最好制定具体的程序并预先进行训练。在FIH试验的药代动力学特征不明确的情况下，为了进行动态作用和安全性的试验，需要按照时间顺序详细确认动态作用和安全性的试验计划。因此，试验计划本身可能相当繁琐。然而，另一方面，在试验实施过程中，可能会获得意想不到的药代动力学和药效动力学信息。这可能会影响剂量的设定和整体安全性评估。

值得注意的是，FIH试验通常首先从单次给药试验开始。单次剂量递增试验（single ascending dose，SAD）逐渐过渡到下一剂量组（通常称为队列或步骤），同时确认安全性。目前，SAD试验的第一次步骤通常是先给予试验药物1例，给予安慰剂1例，确认安全性后再改日给予。

在随后的给药过程中，从一个受试者到下一个受试者的给药时间必须在科学上正当化的适当间隔内进行。必须在经过充分的质量和时间观察之后，再给下一个受试者注射。具体而言，这包括在可能出现严重不良反应的高风险时间段内进行观察，然后给下一个受试者注射。给药间隔的决策需考虑到超过最大血液浓度的时间以及容易出现过敏性反应等的时间。在许多情况下，每天只能注射几例。根据所试验药物的特点，最好在所有步骤中各使用几例。

2016年法国科学家进行FIH试验时出现死亡病例时，没有充分研究每个步骤得到的药代动力学、药效动力学等数据的迹象，没有根据需要及时修改试验计划。2019年在日本发生的抗癫痫药FIH试验死亡病例，有可能是由于难以预测的停药症状。在临床试验的早期阶段，我们不仅要根据临床前研究数据来预测，任何事情都有可能发生。

五、微剂量临床试验与早期探索性研究用新药临床试验

与传统的临床 I 期试验不同，FIH试验可能包含微剂量临床试验在内的早期探索性临床试验。在临床试验阶段，由于需要长时间的观察和相当高的经济成本，常常出现药物在人体内无法吸收、半衰期极长等情况，这些因素都可能导致药物不适合进一步开发。为了避免这类情况并提高开发效率，我们可以在较早的阶段就采用极低剂量进行人体试验，这种试验通常基于比临床前研究更少的数据。这种策略的目的是对化合物进行初步评估，从而筛选出有前景的药物候选。

欧洲的药品开发策略中，提出了一种微剂量临床试验的概念。这种试验着

眼于从众多想法中挑选出有用的候选药物。FDA提出了"探索性研究用新药（exploratory investigational new drug，eIND）"的概念，并于2006年发布了"eIND研究指南（exploratory IND studies）"，以eIND进行的临床试验又称"0期临床试验"。即使在有限的临床前研究数据下，也可以从单次注射和反复注射的动态过程中探索药物的药效。这些都是在典型的I期试验前进行的步骤，而且是针对人体的首次注射。

在给药量的设定上，我们从极低的100μg以下剂量开始，一直到我们预期能产生药效的剂量。如何设定这些剂量以及需要进行哪些临床前研究，ICH-M3指南都有详细的说明。总的来说，这是一个旨在详细了解药物特性的试验系统，包括药代动力学、药理学、PET配体与受体的结合和置换，以及其他诊断方法等各方面的研究。通过这些研究，我们能更全面地理解药物的生物标志物和作用机制。

第二节　研究者手册的阅读方法

研究者手册（investigator's brochure，IB）指与开展临床试验相关的试验用药物的临床和非临床研究资料汇编。其内容包括试验药物的化学、药学、毒理学、药理学和临床的资料和数据。研究者手册目的是帮助研究者和参与试验的其他人员更好地理解和遵守试验方案，帮助研究者理解试验方案中诸多关键的基本要素，包括临床试验的给药剂量、给药次数、给药间隔时间、给药方式等，主要和次要疗效指标和安全性的观察和监测，为管理受试者提供必要的知识。研究者手册由申办者提供，并作为伦理委员会的审查资料之一，申办方应在临床试验期间至少一年审阅研究者手册一次。

虽然大多数CRC很少参与早期阶段的临床试验，但随着POC（proof of concept）概念验证试验等临床数据的增加，未来可能会更多地涉及这方面的内容。考虑到可能需要读取临床前数据的情况，本部分还将介绍临床前数据的阅读方法。

一、前言

在前言中，通常会简要说明试验药物的化学名称或者已批准的通用名称、批准的商品名；试验药物的所有活性成分、药理学分类及其在同类药品中的预期地位（如优势）；试验药物实施临床试验的立题依据；拟定的试验药物用于疾病的预防、诊断和治疗。前言中应当说明评价试验药物的常规方法。通过了解试验药物的开发背景，我们可以大致了解该药物在今后的开发战略，以及其可能的意义。

二、试验药物的化学结构、性状、制剂学特征和组成

这部分内容通常会详细记录试验药物的化学结构、性状、制剂学特征、制剂组成、与其他已知药物的结构相似性、贮存方法和使用方法等。这些信息对于安全地贮存和处理药物是至关重要的，对于与试验药物的保管、配药有关的药剂师等药品管理员来说也具有重要意义。此外，这部分内容还会说明在给药时需要特别注意和保管的原因，从而为相应的管理方法提供了依据。

三、临床前研究结果

所有以非人类为试验对象的试验都属于临床前研究。在药物开发初期，往往仅有临床前研究数据，为了确保安全性，我们需要深入理解临床前研究数据。此部分简要描述试验药物非临床研究的药理学、毒理学、药代动力学研究发现的相关结果。研究者手册应当提供非临床研究中的信息，如试验动物的种属、每组动物的数目和性别、给药剂量单位、给药剂量间隔、给药途径、给药持续时间、系统分布资料、暴露后随访期限。研究结果应当包括试验药物药理效应、毒性效应的特性和频度；药理效应、毒性效应的严重性或者强度；起效时间；药效的可逆性；药物作用持续时间和剂量反应。应当讨论非临床研究中最重要的发现，如量效反应、与人体可能的相关性及可能实施人体研究的多方面问题。若同一种属动物的有效剂量、非毒性剂量的结果可以进行比较研究，则该结果可用于治疗指数的讨论，并说明研究结果与拟定的人用剂量的相关性。

药理学试验可以分为三类，即主要药效学、次要药效学和安全药理学。在这个试验中，会研究试验药物的药理作用，试验药物至少在动物身上存在药效，这是表示其适合进行临床试验的重要指标。安全药理学试验是研究某药物在治疗剂量及以上剂量的暴露水平时，对生理功能潜在的非预期药效学作用，目的包括明确受试物可能与人体安全性有关的非预期药效学特性、评价毒理试验和（或）临床试验中观察到的不良药效学和（或）病理生理学作用以及研究已观察到的和疑似的不良药效学作用的机制。这里观察到的结果，在未来实际临床试验受试者中出现不良反应的可能性也很高。

安全药理学试验分为核心组合试验、追加试验和补充试验。ICH（S7A）指导原则指出：首次人体用药前，应完成安全药理学的核心组合试验。批准上市前完成安全药理学的追加试验和补充试验研究内容。安全药理学试验核心组合试验的目的是研究受试物对人体重要生命功能的影响，包括：心血管系统、呼吸系统和中枢神经系统。与其他试验一样，观察到的反应是否具有剂量反应关系很重要。如果随着剂量的增加反应也增强，那么这种反应很有可能是基于药理作用。中枢神经系统的主要研究内容包括运动功能、行为改变、协调功能、感觉或运动反射和体温，可采用功能组合试验（FOB）、改良 Irwin's 试验等方法。心血管系统的研究内容主要包括血压、心率、心电图，也应考虑包括复极化和传导异常试验方法在内的体内、体外和（或）离体评价方法。呼吸系统包括呼吸频率、气量或血红蛋白氧饱和度等内容。除此之外，还会探讨对肾/泌尿系统以及消化系统的影响，例如检查肾功能障碍的可能性以及便秘、腹泻等的可能性。在动物中进行的药代动力学试验预测性较低，但利用人类样品和表达系统进行代谢酶的鉴定，对预测药物相互作用非常有用，目前已作为限制合并使用药物和食物摄入等的依据。

毒性试验与上述的试验有所不同，它是使用比预期临床剂量高得多的剂量来探讨药物的潜在毒性，特别是在单次给药毒性试验中这种倾向更强。对人体毒性预测很重要的试验是重复给药毒性试验，这种试验是在多种动物身上进行给药，观察一般的毒性表现、病理表现，并研究停止给药后的恢复情况。在这些试验中出现的毒性表现，基本上不希望在人身上出现。因此，在试验中使用动物模型时需要考虑到种类差异，在剂量和未见明显毒性反应剂量（NOAEL）之间应该有足够的安全性余量。大多数情况下，最好能有10倍左右的余量。另外，在研究毒性和药物浓度的关系时，当在动物体内发现毒性时，动物血液中的浓度比剂量更能预测在人体内出现毒性。一般认为灵长类等大动物在预测对人的毒性上更有用，但实际并非如此，应注意不同的药物及动物对人的外推性不同。从这个意义上看，在非临床试验中发现了毒性观察不取决于动物种类，在人类也有可能出现的前提下，对试验参加者进行细心的观察是必要的。另外，最好是在毒性出现，变得不可逆之前的早期阶段就能检测出变化。因此，许多生物标志物被研究并开始使用。除此之外，毒性试验还有原毒性、遗传毒性、生殖发生毒性等试验。

四、临床试验结果

在临床试验环节，一系列的项目得到了深入的探讨：从初期的安全性评估，到各种状态下的药物代谢动力学研究；从药理作用和临床效果的初步探索，到临床效果的验证试验；再到长期安全性的观察，以及试验药物附加特性的分析。在研究者手册中，应当充分讨论试验药物在人体的已知作用，包括药代动力学、药效学、剂量反应、安全性、有效性和其他药理学领域的信息。应当尽可能提供已完成的所有试验药物临床试验的摘要。还应当提供临床试验以外的试验药物的使用情况，如上市期间的经验。

初期试验主要集中在健康人群中进行（抗肿瘤药物临床试验除外）。尽管这些安全性数据对患者的直接外推适用性有限，但药代动力学的相关数据仍可为后续研究提供参考。例如，给药量与血液浓度的线性关系、药物在体内的积累情况，以及药物作用的持续时间等。而在以患者为对象的试验中，安全性成为首要考虑的因素，需要结合试验设计、患者背景、给药剂量等多个方面进行综合评估。此外，一些不寻常的现象，如与剂量无关的过敏反应，也应引起研究者的注意。当参考境外的临床试验数据时，需要特别留意可能存在的种族差异。在解读这些数据时，关键要点包括：研究对象的疾病类型是否与国内的情况相同，评价项目是否可接受，不良事件的趋势是否与本国相似，药代动力学特性是否一致等。

五、数据摘要及对试验责任医生的指导

在这个部分中，可以比较简洁地总结研究者手册的内容，对临床和非临床数据进行全面的分析讨论，记载着申办者想要传达给研究者的最基本、最重要事项，帮助研究者预见到药物不良反应或者临床试验中的其他问题。简单地说，只要读该指南就能了解必要的信息。负责临床试验的CRC首先要熟读该指南，在掌握内容的基础上，再从相应章节开始阅读其他需要的部分，这样比较有效率。

第三节　临床试验实施方案的阅读方法

临床试验的实施是一项庞大且复杂的任务，涉及大量的人力、物力和时间。为了获取准确、高质量的数据，我们需要在宝贵的资源支持下进行精密的操作。临床试验并非单个研究者可以完成的，它需要一个团队共同协作，通常在多个研究中心进行，以确保数据的公正性和客观性。为此，我们需要确保无论哪个研究者、在何时、在哪个中心进行试验，数据的质量都是一致的。这就是临床试验实

施方案存在的原因。这个方案涵盖了试验的各个方面，下面我们将详细介绍其中的两个关键点。

一、试验设计

试验设计是临床试验的核心，它决定了我们从临床试验中获得数据的可靠性。这部分内容包括评价指标、设计方法（如双盲、安慰剂对照、组间比较试验等），以及最小化偏倚的方法。理解试验设计是掌握试验计划的关键。同时，我们也需要关注一些具体工作内容，例如试验药物的用法、用量、剂型、包装及标识等。此外，方案中还会明确试验的预定参加期间、中止规定或中止标准等。对于试验药物的使用顺序、随机化代码的保管及开封程序、原始资料的管理等也都会有详细的说明。在一些临床试验中，药物剂量可能会在试验期间进行调整，这种情况下，我们需要熟悉并掌握剂量调整的规定。遵守这些规定不仅有助于确保本研究中心的数据质量，也对保证整体试验的质量至关重要。另外，我们也需要了解病例报告表的制作依据，以保证试验结果的准确报告。

二、受试者的入选、排除、中止标准

这些标准是为了保护受试者权益和确保试验合理性而制定的。理解这些标准对于保护受试者的权益至关重要，尤其是排除标准，大多是为了确保受试者的安全性而设定的，不能轻易地进行扩大解释。同时，中止标准也是保障受试者安全的重要环节。虽然这些标准在方案中有明确的记载，但在实际操作中，我们需要结合受试者的具体情况来灵活应用。对于中止试验的受试者，方案中会明确中止时的评价方式、随访时间和方法等内容，这些都是我们在阅读方案时需要注意的要点。在一些特殊的临床试验中，可能会出现受试者缺乏知情同意能力的情况，方案中也会对这种情况的应对方式进行说明。作为CRC，我们需要在掌握知情同意原则的基础上，理解并掌握这种特殊情况的应对方式。

三、受试者的治疗

在临床试验过程中，受试者的治疗不仅涉及试验药物，还涵盖了对照药物、标准治疗药物等，这些都必须严格遵循方案的规定。对于药物的用法、用量、给药途径、给药时间等方面的内容，试验方案中都有详细的记载。同时，方案还明确包括紧急情况下允许的治疗方法，并指出被禁止的治疗方法，以确保受试者的安全和权益。

四、有效性、安全性的评价

有效性和安全性评价是临床试验获取关键数据的核心环节。为了准确按照试验方案进行主要指标评价、次要指标评价和多个指标评价，需要深入理解和确认实施步骤。通常，评价者需要仔细阅读试验方案，明确需要评价的内容、记录方式，并根据需要利用工作表进行重构。此外，评价时间不仅包括具体日期，还要注意各时间点允许的偏差范围。在多中心临床试验中，为使评价方法标准化，评价者培训显得尤为重要。安全性评价，尤其是不良事件的定义和处理方式，在试验方案中有详细记载。对于严重不良事件，应建立快速应对机制。试验方案还应明确重要或严重不良事件的处理程序和措施。这些信息对于所有参与试验的人员都至关重要。

五、统计分析

虽然统计分析与现场工作的CRC关系不大，但CRC仍需对统计分析的基本理念有所了解，如设计的意义、随机化的方法、分析数据集的定义以及统计分析方法等。当某些受试者出现缺失值或偏离方案时，CRC需要了解这些受试者是否纳入分析。

六、质量控制

为确保临床试验的规范实施和准确报告，必须事先确认试验方案中需要采集的原始资料。有关人员需要亲自审阅并记录在案。同时，为了满足注册申请的要求，需要在规定期限内保存相关记录。这一期限在试验方案中有明确规定。

七、其他一般事项

虽然CRC的工作琐碎且容易陷入机械化，且容易被数据和日期一致性等问题分散精力，但保证受试者遵守方案完成临床试验同样重要。最重要的是保护受试者是CRC的首要职责。因此，仔细阅读并理解试验方案是必不可少的。

第四节　必要的生物学统计基础知识

一、ICH-E9与估计目标

2019 年11月，国际人用药品注册技术协调会（ICH）发布了E9（R1），E9（R1）的全称是《〈临床试验的统计学原则〉指导原则的增补：临床试验中的估计目标与敏感性分析》，试图解释通过估计目标（Estimand）确定应该采取的数据。

（一）估计目标

估计目标是对治疗效应的精确描述，反映了针对临床试验目的提出的临床问题。它在群体水平上汇总比较相同患者在不同治疗条件下的结局。Estimand的构建应该考虑在特定医疗环境下特定治疗的临床相关性。需考虑的因素包括：所研究的疾病、临床情况（例如可供选择的其他治疗）、治疗方式（例如一次性给药、短期治疗或长期给药）和治疗目的（例如预防、疾病改善、症状控制）。同样重要的是，能否估计出可靠的治疗效应供决策之用。

为了便于说明，我们选取了一项简单的双盲随机对照试验，并将注射12周时的血清脂质变化率作为主要评价指标。如果所有受试者都遵守试验方案，并完成了计划注射和12周时的血清脂质测定，可以通过单纯的比较进行无偏差的推断；反之，如果发生了以下情况，该怎么考虑呢？例如：①中途的检查结果显示效果不满意而停止给药；②因出现不良事件而停止给药。根据intention-to-treat（IIT）的原则，可以利用此前测定的数据进行分析。即使停药，也要在12周时进行测定，以便进行分析。这些事件被称为伴发事件，如何处理伴发事件对Estimand的构成很重要。在发生方案偏离的情况下，根据Estimand的不同，处理方式可能会有所不同。另外，由于Estimand决定了应该采取的数据（即用于分析的数据），CRC应该理解Estimand以协助临床试验开展，这样才更有可能达到试验所要求的质量。即使如此，试验方案中也有难以解读的地方，那就是Estimand中没有明确记载的数据处理和分析方法，需要询问该研究的统计师。

二、p值和置信区间

1. p值　在临床试验中，确定治疗的安全性和有效性是否具有统计学上的显著性是非常重要的。为了进行这种判断，我们常常使用"p值"。在统计假设检验中，通常会设定两种假设：一是零假设，即两组治疗效果无差异；二是备择假设，即两组治疗效果有差异。在检验过程中，若在零假设下出现了小概率事件（即观察到的数据或更极端数据的概率很小），我们将这个概率称为"p值"。通常，当p值低于预定的显著性水平（通常为5%或更低）时，我们拒绝零假设，认为两组治疗效果有显著差异的可能性更大。

2. 置信区间　除了显著性检验外，临床试验中的统计分析还要进行参数估计。例如，我们可能想要估计某种治疗方法在目标人群中的真实有效率。这种估计可以通过点估计和区间估计来进行。区间估计得到的结果被称为"置信区间"。置信区间是指按一定的概率或可信度（$1-\alpha$）用一个区间来估计总体参数所在的范围，该范围通常称为参数的置信区间，常见的为95%置信区间，其含义是如果我们反复进行100次试验，那么大约95次试验的真实值会落在95%置信区间内。置信区间的宽度反映了估计的不确定性，宽度越宽，估计的不确定性越大。一般来说，增加样本量可以减少置信区间的宽度，提高估计的精度。因此，在临床试验设计中，通常需要考虑合适的样本量以确保置信区间的精度满足要求。

三、随机化和盲法

在临床试验中，随机化和盲法是至关重要的，这两个原则对于确保试验的公正性、客观性和科学性具有不可忽视的作用。即使是初入CRC工作领域的人员，也应该对这两个概念有清晰的认识，并且正确执行相关措施。

1. 随机化　随机化是临床试验中的一项核心措施。它通过将受试者按照预定的概率分配到各个试验治疗组，旨在消除潜在的混杂因素，从而确保试验治疗和终点结局之间的关联性不受其他外部因素的影响。这些外部因素可能包括年龄、性别、既往病史等，无论是否进行测量，都可能对试验结果产生偏差。

为了实现随机化，研究人员可以采用不同的方法，例如简单的随机化、区组随机化和分层随机化等。简单的随机化可以将受试者平均分配到各个试验治疗组中，但当总病例数较少时，可能会导致各组病例数的不均衡。为确保各个区组中病例数更加均衡地分配，可以采用区组随机化的方法。另外，在一些临床试验中，可能需要根据重要影响因素进行更精细的分配。例如，在随机化前可以使用测定的重要预后因素进行分层，或者在多中心临床试验中对不同中心进行分层，以保持层内的组间均衡性。

2.盲法　盲法是临床试验中控制主观偏倚的重要措施之一。在临床试验中，如果受试者、研究者、研究护士等相关人员知道正在接受的治疗分组情况，他们可能会产生有意识或无意识的偏倚。这种偏倚可能会影响到试验结果的客观性和准确性。

因此，盲法被设计用于减少这种情况的发生。通过盲法，上述人员无法得知受试者所接受的具体治疗，从而避免了潜在的偏倚对试验结果的影响。盲法的设计需要考虑对哪些人员设盲，以及如何实现和保持盲态。从临床试验开始到结束，都需要保证盲法的有效实施。

四、研究终点

临床试验中，研究终点（也称为指标变量）是为了评估暴露或干预效果而设定的指标。特别是在抗肿瘤药物的临床试验中，主要终点通常与试验的主要目的直接相关，并且必须符合临床实际情况。

1.主要终点　主要终点（primary endpoint）通常与试验的主要目的直接相关，并且是能够反映药物有效性或安全性的重要指标。例如，在抗肿瘤药物的临床试验中，主要终点通常是肿瘤的大小或肿瘤标记物的变化等能够反映药物抗肿瘤效果的指标。

在某些情况下，根据研究目的的不同，可能会设定多个主要终点。例如，评估一种治疗手段对阿尔茨海默病的治疗效果时，可能会将多个认知功能量表作为主要终点，以全面评估药物对认知功能的影响。

2.复合终点　复合终点（composite endpoint）是当难以确定单一的主要指标时，可按预先确定的计算方法，将多个指标组合构成一个复合指标。例如，在评价抑郁症的治疗效果时，可能会将汉密尔顿抑郁量表和睡眠障碍量表相结合，以综合评价药物治疗对抑郁情绪和失眠程度的效果。

3.全局评价指标　全局评价指标（global assessment variable）是将客观变量和研究者对受试者的状况或者状态的改变情况结合起来的一个综合指标，用来评价某项治疗总的安全性和（或）实用性。这种变量是客观变量与调查者主观评价的有机结合，往往是一个有序的等级。例如，在抗肿瘤药物的临床试验中，综合评价重点可能包括肿瘤的大小、患者的生活质量、疼痛程度等多个方面。

4.替代终点 替代指标（surrogate endpoint）是指直接终点（ture endpoint）不可能得到或在短期内不能直接评价临床获益时，用于间接反映临床获益的观察指标。例如，在评估患者的总生存期（overall survival，OS）时，由于试验时间可能设置得较长，有时会将无进展生存时间（progression free survival，PFS）作为替代终点来评价治疗效果。然而，替代终点只有在临床上被认为是能够替代真正终点的指标时才能使用。需要注意的是，不同肿瘤的无进展生存期和总生存期之间的关联性可能存在差异，有些情况下替代终点不一定能真实反映患者的整体生存情况。因此，在选择和使用替代终点时，需非常谨慎，并确保其临床合理性和科学性。

五、非劣效性试验

1.非劣效界值 在众多临床试验中，优效性试验是常见的试验设计，其目标是证明试验治疗相对于对照治疗（例如标准治疗）具有优效性。然而，非劣效性试验则具有不同的目标，它旨在验证试验治疗相对于对照治疗不劣于预定的界值。这个预定的界值被称为"非劣效界值"，应不超过临床上可接受的治疗效果的最大差别范围。

以药物治疗为例，假设现有标准治疗A虽然效果显著，但伴随的不良事件频繁，对患者造成沉重负担。此时，若存在治疗方案B能减少不良事件的发生频率，即便在效果上稍逊一筹，也仍具有临床价值。非劣效性试验正是为了验证这种治疗方案而设计的。值得注意的是，若在无明显优点的情况下设计非劣效性试验，会涉及伦理问题，因此需要在充分权衡优缺点的基础上进行。

设定非劣效界值是非劣效性试验中的核心环节，其设定并无统一标准，而需根据目标疾病领域及目标人群特性进行个别讨论。这个界值的设定需要参考先行试验或Meta分析的结果，并结合临床与统计观点来确定。关键是确保试验治疗不超过临床上能接受的最大差别范围，并且必须小于历史研究中阳性对照治疗与安慰剂的优效性试验中所观察到的疗效差异。

2.敏感性分析 在非劣效性试验中，另一个需要注意的点是"敏感性分析"。敏感性分析旨在探索偏离假设时分析结果的稳健性。其衡量标准是对假设不同程度的偏离是否会改变结果的统计学或临床意义（如临界点分析）。在临床试验质量差的情境中，如试验参与者服药率极低，试验组与对照药组的差距会缩小，可能导致无法准确判别治疗效果的差异，进而得出错误结论。因此，在非劣效性试验中，敏感性分析尤为重要。

通常，违反入排标准、依从性低、方案偏离、数据缺失等情况都可能导致试验结果偏向非劣效性。与优效性试验不同，非劣效性试验更容易错误地得出有利结论。因此，在非劣效性试验中，除了常用的ITT或FAS分析数据集外，还需要采用PPS进行分析。然而，当两者的结果出现背离时，会对临床试验的质量产生怀疑，使得结果解释更为困难。

六、期中分析

期中分析在ICH-E9统计指南中被定义为"在试验正式完成之前的任何时间，为比较处理组间的有效性或安全性而进行的任何分析"。这意味着，中途进行的组间比较构成了期中分析。一般而言，期中分析的目的是为后续试验是否能继续执行提供决策依据。在以下情况下，试验可能会被提前终止。

1.试验治疗的有效性得到证实　如果试验在完成之前显示出试验治疗的有效性，那么可以减少接受对照组治疗的受试者数量，从而减少接受可能较差治疗效果的受试者数量。同时，将能够更快地向未参加临床试验的广大患者提供已证明有效的新型治疗，这被称为"中止有效"。

2.相关组间差异已被证实不可能　如果试验中途显示没有证明有效性的希望，从伦理角度出发，不允许让受试者继续接受没有希望而只增加毒性和成本的治疗。特别是对于严重疾病，由于关系到受试者的预后，因此要尽早终止试验，提供其他治疗选项是很重要的。这种情况下的中止就是"无效中止"。

3.因治疗安全性或不伦理　试验开始后，如果发现试验治疗导致受试者死亡或严重残疾，从确保受试者安全性的角度出发，试验将提前中止。与完成试验相比，提前中止的判断会失去获得更确切结果的可能性，因此必须慎重。

实施期中分析时，包括最终分析，在同一数据集中进行多次假设检验的过程，称为多重假设检验。如果每次检验的一类错误的概率都是 α（通常设为0.05），那么多重假设检验犯一类错误（也称为假阳性错误）的风险就会提高，这被称为"一类错误膨胀"（例如，在最终分析的基础上进行两次期中分析时，那么至少犯一次一类错误的概率会上升到14%左右）。为了控制"一类错误膨胀"，需要采用 α 消耗函数等方法计算期中分析的名义显著性水平，通过只在p值低于该值的情况下可以拒绝原假设而提前结束试验。这时，如何设定名义显著性水平呢？作为成组序贯设计（group sequential method）理论的主要主题，开发了很多方法论，关于其详细内容，超出本书的范围，在此不做讨论。

没有适当计划的期中分析，不管是否导致了试验的提前终止，都有可能损害试验的结果，并可能降低所得结论的可靠性。另外，如果不进行期中分析，同样存在无法得出"是否具有统计学意义"结果的情况。因此，需要充分讨论并制定适当的计划以避免对结果的错误解读。

七、分析数据集

在制定临床试验方案时，明确主要分析中所涵盖的受试者群体是至关重要的。理想情况下，若所有随机入组的受试者均符合入组标准，且能够确保他们完整地完成试验治疗且无失访，并能够提供完整的数据记录，那么每位受试者的数据都要纳入分析。然而，实际操作中会出现偏离预定方案、试验治疗中断、数据缺失等问题，这些都可能影响对试验治疗效果的准确评估。因此，在选择分析数据集时，必须考虑这些偏离和中断因素，以确保对治疗效果的估计误差最小化，并降低错误的发生概率。

1. ITT原则与FAS　在评估临床试验的人群时，我们必须遵循意向性治疗原则（intention-to-treat principle，ITT原则），即所有随机化的受试者都应纳入主要分析。但在实际情境中，由于种种原因，完全遵守ITT原则并不容易。因此，我们常考虑一个尽可能接近ITT原则的受试者集，称为"全分析集"（full analysis set，FAS）。FAS中的评价更可能反映日常实际诊疗情境下的效果。但需要注意的是，由于FAS也纳入了那些偏离试验程序或中断治疗的受试者，其评价结果可能偏向保守。此外，有些随机化受试者可能不被包括在FAS中，例如那些违反重要入组标准；受试者未接受试验用药物的治疗；随机化后无任何观测数据。

2. PPS　除了FAS，还有一个称为"符合方案集"（per protocol set，PPS）的人群。PPS是FAS的受试者中对方案更具依从性的子集。他们完成了方案规定的最低治疗量，主要评价指标的数据均可以获得，且没有对方案产生重大违背。由于PPS中的受试者都较好地遵循了方案规定的治疗和观察，因此治疗效果在此人群中展现的概率增大。但需要注意的是，如果PPS被排除受试者的比例太大，特别是在试验治疗组中，与对照组相比，可能导致对治疗效果的评估产生重大偏差。使用PPS得到的结果可能只代表那些没有因为治疗引发的不良事件而中断的受试者，因此在实际临床应用中可能受到限制。

在验证性临床试验中，同时采用FAS和PPS进行分析，能够帮助我们更好地理解结果之间的差异，并增加试验结果的稳健性。在优效性试验中，FAS分析的有效性估计通常偏向保守；但在非劣效性和等效性试验中，FAS的结果并不一定保守。因此，在选择分析人群时必须非常谨慎，确保所选策略与试验目的相匹配，从而得到准确、可靠的结论。

八、样本量

在临床试验的设计阶段，样本量的确定至关重要。为了解答研究的主要问题，我们需要确保受试者数量恰到好处，不多也不少。在决定受试者数量时，有三个重要的考虑角度，即科学正当性、伦理正当性和经济正当性。科学正当性是指试验的设计和研究目的能够推动科学知识的发展，为医学领域带来有意义的贡献。伦理正当性要求保护受试者的权益和安全，将可能的风险和损失降至最低。因此，在确定受试者数量时，应确保试验的科学价值，避免不必要的风险和损伤。经济正当性则涉及试验的成本效益考虑。需要权衡包括人力、经费、时间在内的各种资源，确保试验的经济合理性。

在估算受试者数量时，首先需要评估可纳入的受试者数量。例如，了解研究中心在过去一段时间内的纳入情况，这有助于确定目标受试者人数的上限，并预估临床试验的入组速度。在协议中明确说明目标受试者数量的设定依据是必要的。这包括明确描述受试者数量的计算公式和相关参数，如主要终点、统计学假设、检验统计量、预期疗效差异、疗效差值的标准差、显著性水平和检验功效等。这些参数的设定都应有科学依据，并确保其合理性和可行性。需要注意的是，设定预期疗效差时应关注其临床意义，确保试验能够捕捉到真正有治疗效果的差异。显著性水平通常设定在一定概率以下，用以控制误判风险。而检验功效的设定则要确保试验能够有足够的能力检测到预期的治疗效果。

综上所述，临床试验中的样本量确定是一个复杂而关键的过程，需要综合考虑科学、伦理和经济因素，并结合实际情况和可行数据进行计算。这样才能确保试验的科学性、伦理性和经济性，并为医学研究提供可靠的结果和结论。

第五节 试验设计

一、交叉试验与析因试验

1.交叉试验 在随机交叉试验中，受试者以随机顺序接受多种治疗。这种设计允许在受试者内部进行比较，从而避免个人间的效果偏差，并减少所需的受试者数量。然而，交叉试验需要考虑一些关键点。首先，由于干预是错开时期进行的，如果第一期干预改善了状态，第二期干预时状态需要恢复到第一期干预前的状态。这适用于病情稳定且无法治愈的慢性疾病。为了避免前期干预的影响，两期干预之间的时期被称为洗脱期或停药期。此外，交叉试验可能延长研究时间，因为受试者需要接受多种治疗，这也提高了受试者在试验中淘汰的可能性。因此，即使获得了第一期的信息，如果没有第二期的信息，也不应从分析中排除受试者。总体而言，交叉试验减少了所需受试者数量，但由于淘汰风险较高，这也可能对试验结果产生显著影响。因此，在计划阶段，考虑到可能的淘汰情况，应谨慎考虑是否采用交叉试验设计。

2.析因试验 析因试验涉及多种治疗的试验设计。最简单的设置是将受试者随机分配到 2×2 组中的任意一组（表2-2）。析因试验的目的主要是为了评估多种治疗联合使用的效果，或在一次临床试验中同时评价已知没有联合治疗效果的多种治疗。这种设计可以有效地推动临床开发，而不是单独进行每个治疗的临床试验。

表 2-2 交叉试验与析因试验设计

交叉试验设计				析因试验设计		
	第一期	洗脱期	第二期		B 药物（不用）	B 药物（用）
AB 序列	A 药物		B 药物	A 药物（不用）	对照	单用 B 药
BA 序列	B 药物		A 药物	A 药物（用）	单用 A 药	A 药 +B 药

二、实用性临床试验

实用性临床试验（pragmatic clinical trial，PCT）又称实操临床试验或实效临床试验，是指尽可能接近真实世界临床实践的临床试验，是介于随机对照临床试验（RCT）和观察性研究之间的一种研究类型，属于干预性研究。这种设计在盲法、入选标准、干预方法和对照组的设置等方面都具有灵活性。由于随机对照试验通常在不同于日常临床的试验条件下进行，因此其结果的外部效度可能会受到关注。而实用性临床试验旨在尽可能多的日常诊疗基础上进行评估，从而提高结果的普及可能性，并为患者和医生提供有关治疗决策的有用信息。

传统的临床试验和实用性临床试验在区分上并没有明确的规定。然而，随着临床试验的演进，为了更准确地衡量一个试验的实用性程度，提出了PRECIS得分作为评价指标。PRECIS得分涵盖了9个领域，包括受试者的招募、设定、实施体系、干预内容、风险、跟踪调查、主要评价项目、主分析等方面。每一个领域都分为5个阶段进行评价，这种评价方式可以对整个临床试验的实用性程度进行更为细致的研究。通过这种方式，我们可以更清楚地了解到一个试验是否真正地接近日常临床的条件，并且能否为日常临床治疗决策提供帮助。

与传统的临床试验相比，实用性临床试验更注重在广泛和多样的人群中进行评价，并要求在接近日常临床的环境下进行。这样的设计使得治疗组之间的差异更小，但导致偏差的可能性增加。因此，虽然这类试验的结果更容易被临床现场接受，但在设计时必须明确，其结果可能并不完全反映药物或其他干预的纯粹效果。这也意味着，有可能出现结果难以解释或理解的情况。

总的来说，实用性临床试验为医学研究者提供了一个更为接近真实世界环境的研究手段，但在设计和解读结果时，也需要考虑到其可能带来的限制和挑战。

三、篮子试验与伞式试验

在医学研究中，随机对照试验通常是评估单一假设的有效方法。然而，当我们面对多个假设时，传统的试验方法可能显得效率低下。为了解决这一问题，篮子试验和伞式试验应运而生，这两种试验方法旨在同时评估多个假设，并在癌症研究中得到了广泛应用。

在癌症研究中，基于癌症类型、进展程度和组织分型等因素，研究对象被分为不同的组别。同时，随着分子靶向药物的开发，我们需要一种试验方法能够同时评价多种癌症类型和药物的效果。这正是篮子试验和伞式试验发挥作用的地方。

篮子试验和伞式试验的设计允许我们在单一试验中评估多个子假设。这种设计不仅提高了试验的效率，还有助于降低工作成本。更重要的是，它使得患者更有可能参与到与其病情相匹配且有望带来治疗效果的试验中。通过标准化试验设计，子试验之间的整合分析变得更为简便。当然，设计篮子试验和伞式试验时也需要注意一些问题。例如，在篮子试验中，由于研究对象集团包括多种疾病，受测者之间的异质性可能会增加。因此，我们需要设定受异质性影响较小的评价指标，以确保试验结果的可靠性。同时，我们也应意识到，如果试验时间过长并且在期间内标准治疗发生了改变，那么试验的结果可能会受到影响，甚至失去其意义。

综上所述，篮子试验和伞式试验为我们提供了一种在单一试验中有效评价多个假设的方法。这些方法在癌症研究中尤为有用，因为它们允许我们同时评估不同癌症类型和药物的效果，从而更快地推动医学研究的进步。

第六节　新药和医疗器械等的开发流程

一、概要

药品的开发流程始于寻找和创制可作为药品候选的活性物质。这一流程包括物理化学试验、临床前研究，并最终进入人体的临床试验阶段。在这一阶段，我们称之为"治疗试验"，它是以申请批准为前提的临床试验。根据试验结果，经过批准申请和批准审查，该活性物质才能获得批准，成为医药品。

医疗器械、再生医疗等产品与医药品的特性不同，因此其开发流程与医药品不完全相同。然而，这些产品也需要进行质量测试和临床前研究。它们进入临床试验的基本流程与医药品相似。

二、申请批准时需要的试验

申请药品批准时必须进行的试验是预先规定的。这些试验内容包括医药品的制造方法、规格和试验方法，以及实施长期保存试验和加速试验。在开发过程中，制剂的剂型、组成（包括有效成分以外的添加物等）和含量可能发生变化。因此，在试验阶段，需要对试验药物进行物理化学试验和稳定性试验。如果申请批准的制剂与试验药物不同，需要对申请批准的制剂（未来作为医药品销售的制剂）进行物理化学和稳定性测试，并提交测试结果。

毒性试验包括单次给药毒性试验、反复给药毒性试验、遗传毒性试验、原毒性试验、生殖发育毒性试验、局部刺激性试验等。药理试验则包括证明效力的试验、次要药理和安全性药理试验。药代动力学试验涉及吸收、分布、代谢、排泄相关的试验，有时也包括生物学的等效性试验。

毒性试验、药理试验、药代动力学试验通常不使用试验药物制剂进行，而是使用有效成分本身进行试验，因此即使试验药物和申请批准的药物不同，基本上也不需要重新进行试验。但如果已经使用制剂进行了试验，且担心变更制剂会产生影响，可能需要重新进行试验。

在申请批准时，新药物的批准申请通常需要提交第Ⅰ期到第Ⅲ期的多个临床试验结果。这些试验结果需要遵守GCP。不仅限于在国内实施的临床试验，如果国外的临床试验数据可以推广到中国，那么国际多中心试验或在外国实施的临床试验成果也可以用于本国的批准申请。这是一个可行的做法。申请批准所需的临床前研究成果在最终申请时必须全部备齐。然而，关于实施时间，有的试验需要在实施其他试验之前进行，有的可以与其他试验并行，或者在实施其他试验后、但在申请批准之前进行。试验的顺序并不一定按照发展的顺序来实施。

对于医疗器械，也有申请批准所必需的试验，例如生物安全性评价，这包括细胞毒性、致敏性、刺激性/皮内反应、急性全身毒性、亚急性全身毒性、遗传毒性、发热性、埋植、血液毒性等。但并非所有医疗器械的开发都需要进行临床试验，因为医疗器械的种类多种多样。根据医疗器械与人体的接触情况，有不同的分类，如非接触人体的器械（非接触器械）、接触皮肤和黏膜的器械（表面接触器械）、连接体内和体外的器械以及植入体内的器械等，这些器械需要进行的试验也不尽相同。在特定的医疗器械中，还需要对慢性毒性、致癌性、生物体内分解性、糖皮质激素、免疫毒性、生殖毒性等进行评价。对于再生医疗等产品，原料及材料的质量和安全性管理是关键，例如细胞纯度测试，评价制造工艺中的杂质，杀菌试验，非临床安全性试验以及一般毒性试验都是必要的步骤。当医疗器械和再生医疗等产品在申请批准需要提交临床试验成果时，其进行的试验与医药品相似。在所有情况下，严谨和细致是确保患者安全和产品效力的关键。

三、开发计划和试验计划的咨询

如前述，为了申请药品、医疗器械等的批准，必须进行临床前研究和临床试验。由于这些试验计划后续将接受批准审查，因此它们必须得到立项。关于临床前研究、临床试验的方案内容，以及整体的开发计划，国家药品监督管理局（NMPA）都要进行审批。申办方可以通过NMPA提供的咨询业务进行沟通交流。

对于那些由企业主导的开发项目，CRC（临床协调员）通常不会参与临床前研究内容和临床试验方案内容的制定。然而，当医疗机构作为开发主体时，例如在研究者发起的临床研究中，CRC可能会参与制定试验方案的过程。在这种情况下，制定试验方案不仅需要考虑具体的试验内容，还需要考虑该项目开发的整体流程（开发计划）。关于开发计划，通常会在明确开发目的基础上，商讨何时进行何种试验、如何实施试验等。例如，在试验计划中，可能需要考虑对照组的设计。

在这样的沟通交流过程中，NMPA、企业、医疗机构和CRC等各方可以共同协作，以确保试验计划的制定，从而推动药品和医疗器械等产品的安全、有效开发。

第七节 新药的药审制度

国家药品监督管理局（NMPA），2018年3月组建，由国家市场监督管理总局管理，NMPA负责药品（含中药、民族药，以下相同）、医疗器械和化妆品安全监督管理；拟订监督管理政策规划，组织起草法律法规草案，拟订部门规章，并监督实施；研究拟订鼓励药品、医疗器械和化妆品新技术、新产品的管理与服务政策；负责药品、医疗器械和化妆品标准管理。

在我国，医疗器械按照风险程度可以分为三类。根据不同医疗器械的分类，对是否需要进行临床试验要求不同。第一类医疗器械是风险程度低，实行常规管理可以保证其安全、有效的医疗器械，实行产品备案管理。第二类医疗器械是具有中度风险，需要严格控制管理以保证其安全、有效的医疗器械。第三类医疗器械是具有较高风险，需要采取特别措施严格控制管理以保证其安全、有效的医疗器械，第二类、第三类医疗器械实行产品注册管理。

NMPA的上市注册申请检查不仅涉及书面资料，如质量、药理、药代动力学、毒性、临床试验结果等，还包括对制药企业和承接临床试验的医疗机构进行实地核查。

（一）药品加快上市注册的程序

在《药品注册管理办法》（国家市场监督管理总局令第27号）中，明确增加了"药品加快上市注册程序"一章，设立了突破性治疗药物、附条件批准、优先审评审批、特别审批四个加快通道。

1.优先审评审批程序　符合优先审评审批程序的药品通常是临床亟需的短缺药品、儿童用药品创新药、疾病防控亟需的疫苗、纳入突破性治疗药物程序的药品、符合附条件批准的药品等。优先审评审批政策的设立旨在解决中国相比其他国家的药品批准延迟以及药品注册申请积压问题。当前，审评积压问题基本解决，国内临床需求得到基本满足，该程序更倾向于对具有明显临床价值的创新药的审批。

2020年7月发布的《药品上市许可优先审评审批工作程序（试行）》，申请程序为：申请人在提出药品上市许可申请前，应当与药品审评中心沟通交流，经沟通交流确认后，在提出药品上市许可申请的同时，向药品审评中心提出优先审评审批申请。符合条件的，药品审评中心按照程序公示后纳入优先审评审批程序。

适用范围：①临床亟需的短缺药品、防治重大传染病和罕见病等疾病的创新药和改良型新药；②符合儿童生理特征的儿童用药品新品种、剂型和规格；③疾病预防、控制亟需的疫苗和创新疫苗；④纳入突破性治疗药物程序的药品；⑤符合附条件批准的药品；⑥国家药品监督管理局规定其他优先审评审批的情形。

2.突破性治疗药物程序　突破性治疗药物审评程序的建立旨在鼓励研究和创新开发具有明显临床优势的药物。

适用范围：药物临床试验期间，用于防治严重危及生命或者严重影响生存质量的疾病且尚无有效防治手段或者与现有治疗手段相比有足够证据表明具有明显临床优势的创新药或者改良型新药等，申请人可以在Ⅰ、Ⅱ期临床试验阶段，通常不晚于Ⅲ期临床试验开展前申请适用突破性治疗药物程序。如同一药物开展了多个适应证（或者功能主治）的药物临床试验，申请人应当按不同适应证分别提交相应的突破性治疗药物程序申请。

一旦纳入突破性治疗药物程序，药审中心将优先配置资源进行沟通交流，加强指导并促进药物研发。药物临床试验期间的沟通交流包括首次沟通交流、因重大安全性问题/重大技术问题而召开的会议、药物临床试验关键阶段会议以及一般性技术问题咨询等，药审中心均将予以优先处理。

3.附条件批准程序　附条件批准上市申请审评审批程序的建立旨在鼓励以临床价值为导向的药物创新，加快具有突出临床价值的临床亟需药品上市。

适用于：①治疗严重危及生命且尚无有效治疗手段的疾病的药品，药物临床试验已有数据证实疗效并能预测其临床价值；②公共卫生方面亟需的药品，药物临床试验已有数据显示疗效并能预测其临床价值；③应对重大突发公共卫生事件亟需的疫苗或者国家卫生健康委员会认定亟需的其他疫苗，经评估获益大于风险。

申请人可在药物临床试验期间和上市申请前与药审中心沟通，就附条件批准的临床研究计划、关键临床试验设计及疗效指标选择、其他附条件批准的前提条件、上市后临床试验的设计和实施计划等充分交流。成功附条件批准上市将为企业赢得不少先机，也让临床亟需的药品能够更早惠及患者。

4.特别审批程序　特别审批程序的建立旨在有效预防、及时控制和消除突发公共卫生事件的危害，保障公众身体健康与生命安全。这是最为特殊的一类加速通道。

该政策适用于发生突发公共卫生事件的威胁时以及突发公共卫生事件发生后，为使突发公共卫生事件应急所需防治药品尽快获得批准，NMPA按照统一指挥、早期介入、快速高效、科学审批的原则，对突发公共卫生事件应急处理所需药品进行特别审批的程序和要求。对纳入特别审批程序的药品，可以根据疾病防控的特定需要，限定其在一定期限和范围内使用。

申请人在提交注册申请前，可以先行提出药物可行性评价申请，并提交综述资料及相关说明。国家药品监督管理局仅对申报药物立项的科学性和可行性进行评议，并在24小时内予以答复。

（二）其他制度

促进国内发展的制度包括受试者保险制度。如我国《药物临床试验质量管理规范》第三十九条：申办者应当采取适当方式保证可以给予受试者和研究者补偿或者赔偿。

①申办者应当向研究者和临床试验机构提供与临床试验相关的法律上、经济上的保险或者保证，并与临床试验的风险性质和风险程度相适应。但不包括研究者和临床试验机构自身的过失所致的损害。

②申办者应当承担受试者与临床试验相关的损害或者死亡的诊疗费用，以及相应的补偿。申办者和研究者应当及时兑付给予受试者的补偿或者赔偿。我国《医疗器械临床试验质量管理规范》第四十三条：申办者应当为受试者支付与医疗器械临床试验相关的费用。受试者发生与医疗器械临床试验相关的损害或者死亡时，申办者应当承担相应的治疗费用、补偿或者赔偿，但不包括研究者和医疗器械临床试验机构自身过失以及受试者自身疾病进展所致的损害。在法规层面，在"发生与试验相关伤害"的前提下，明确了赔偿主体主要为申办者。

申办者应对参加临床试验的受试者提供保险，对于发生与试验相关的损害或死亡的受试者承担治疗的费用及相应的经济补偿。申办者应向研究者提供法律上与经济上的担保，但因医疗事故所致者除外。

（三）国家药品监督管理局在临床试验中的临管

1. 60日默示许可制度　2018年出台的《关于调整药物临床试验审评审批的公告》，意味着药物临床试验"60日默示许可制度"正式落地，为提升临床试验效率带来了质的飞跃。新药临床试验申请的"60日默示许可制度"是指在申请人完成支持药物临床试验的药学、药理毒理学等研究后，提出药物临床试验申请的，应当按照申报资料要求提交相关研究资料。经形式审查，申报资料符合要求的，予以受理。药品审评中心应当组织药学、医学和其他技术人员对已受理的药物临床试验申请进行审评。对药物临床试验申请应当自受理之日起六十日内决定是否同意开展，并通过药品审评中心网站通知申请人审批结果；逾期未通知的，视为同意，申请人可以按照提交的方案开展药物临床试验。

2.沟通交流 申请人在提出新药首次药物临床试验申请之前，应向药审中心提出沟通交流会议申请。因为药审中心可以为临床前数据和临床方案设计提供有价值的指导和反馈，可以帮助我们避免IND申请材料中潜在的陷阱或缺陷。

Pre-IND沟通也称为pre-IND会议，是申请人与药审中心之间的一种沟通会议。Pre-IND会议属于Ⅱ类会议。根据药审中心发布的《药物研发与技术审评沟通交流管理办法》（2020年第48号），沟通交流会议分为Ⅰ类、Ⅱ类、Ⅲ类三类。它们之间的主要区别是：Ⅰ类会议适用于药物临床试验过程中遇到的重大安全问题、突破性治疗药物研发过程中的重大技术问题等情况。Ⅱ类会议适用于新药临床试验申请前会议、药物Ⅱ期临床试验结束/Ⅲ期临床试验启动前会议、新药上市许可申请前会议、风险评估与控制会议等。Ⅲ类会议适用于除Ⅰ类、Ⅱ类会议外的其他会议。

召开沟通交流会议应符合以下基本条件：①提交的"沟通交流会议申请表"和"沟通交流会议资料"应满足本办法要求；②"沟通交流会议资料"应与"沟通交流会议申请表"同时提交；③参加沟通交流会议人员的专业背景，应当满足针对专业问题讨论的需要。

符合上述沟通交流条件的，申请人应通过药审中心网站"申请人之窗"提交"沟通交流会议申请表"和"沟通交流会议资料"，申请时应注明沟通交流的形式。项目管理人员收到沟通交流会议申请后，应在申请后3日内按上述要求完成初步审核，存在资料不全等不符合情形的，直接终止沟通交流申请；符合要求的，送达相关专业审评团队。经审评团队审核，认为会议资料不支持沟通交流情形的，直接终止沟通交流申请。确定召开沟通交流会议的，项目管理人员需在确定会议日期后5日内通过"申请人之窗"告知申请人，包括日期、地点、注意事项、需进一步提交会议讨论的资料，以及药审中心拟参会人员等信息。有以下情形的，不能召开沟通交流会议：①拟沟通交流的问题，还需要提供额外数据才具备沟通交流条件的；②申请人参会人员专业背景，不能满足沟通交流需要，无法就技术问题进行沟通的；③不能保证有效召开会议的其他情形。

不能召开沟通交流会议的，项目管理人员应当通过"申请人之窗"说明具体原因。申请人须在完善相关工作后，另行提出沟通交流。确定召开沟通交流会议的，Ⅰ类会议一般安排在申请后30日内召开，Ⅱ类会议一般安排在申请后60日内召开，Ⅲ类会议一般安排在申请后75日内召开。

（1）沟通交流会议的准备 申请人应按照"沟通交流会议资料"要求通过"申请人之窗"提交电子版沟通交流会议资料。为保证沟通交流会议质量和效率，会议前药品注册专员应与项目管理人员进行充分协商，确认时间、地点、议程等信息。药审中心参会人员应在沟通交流会议前对会议资料进行全面审评，并形成初步审评意见。

（2）沟通交流会议的召开　沟通交流会议由药审中心工作人员主持，依事先确定的会议议程进行，对会前提出的拟讨论问题逐条进行讨论，过程中提出新的会议资料、产生的发散性问题和临时增加的新问题原则上不在沟通交流范围内。一般情况下，沟通交流会议时间为60~90分钟内。

会议纪要应按照"沟通交流会议纪要模板"要求撰写，对双方达成一致的，写明共同观点；双方未达成一致的，分别写明各自观点。会议纪要最迟于会议结束后30日内定稿，鼓励当场形成会议纪要。会议纪要由项目管理人员在定稿后2日内上传至沟通交流系统，申请人可通过"申请人之窗"查阅。会议纪要主要包括会议共识和会议分歧两部分内容，并作为重要文档存档。召开pre-IND会议的好处如下：可以帮助我们了解药审中心对IND申请材料的期望和要求，例如需要提供什么样的数据或信息，如何组织申报材料等。可以帮助我们识别临床前数据或临床方案设计中的不足，例如，需要进行什么样的额外研究或分析，如何优化研究设计或终点等。可以帮助我们避免在IND申请时发生延误或拒绝。例如，在提交IND申请材料之前需要解决或澄清哪些问题或事项，如何回应药审中心在审查过程中提出的意见或疑问等。

第八节　国际多中心临床试验——背景与未来

一、国际多中心临床试验的背景

在20世纪90年代以前，药物的临床开发主要在各个国家独立进行临床试验。由于各国实施临床试验的规则（如GCP等规定）和环境存在较大差异，同时受到交通、运输、通信等因素的限制，当时的IT技术与现今无法相比，因此大部分临床试验必然是由国内或地理上邻近的国家共同进行。然而，自1990年开始的ICH（国际人用药品注册技术协调会）极大地改善了这种局面。药物临床试验的实施标准——GCP（ICH E6）ICH-E6在1996年达成协议，为今天的国际临床试验数据的相互利用奠定了基础。此外，还达成了许多重要指南，如药物警戒性（ICH E2A-E2F）、监管活动医学词典（ICH M1：MedDRA）、贯穿整个临床开发的临床试验的一般性考虑（ICH E8）、用于临床试验的统计原则（ICH E9）等。这些指南不仅涉及规制，还使得各国在临床开发过程中的想法更加共通。

我国于2002年12月1日正式将国际多中心临床试验的初步要求纳入《药品注册管理办法》中，之后进一步对该类临床试验管理予以了明确，要求使用境外研究资料和数据支持药品注册的，其来源、研究机构或者实验室条件、质量体系要求及其他管理条件等应当符合国际人用药品注册技术要求协调会通行原则，并符合我国药品注册管理的相关要求。

随着21世纪的到来，国际多中心临床试验逐渐迎来了全盛时期。电子数据采集（EDC）和信息通信技术的进步使得数据的电子化、传输和沟通取得了飞跃性的发展，为多国共同进行临床试验提供了技术基础。在这样的背景下，越来越多的国家开始参与多中心临床试验，以减少不必要的重复并降低开发成本。然而，随着越来越多的国家参与国际多中心临床试验，各监管机构在审查过程中面临着如何判断是否能接受包含外国或其他地区数据的试验结果的问题。这要求审查机构具备跨地区的信任和合作，以确保数据的可靠性和有效性。总的来说，国际多中心临床试验在经历了多年的发展和变革后，已经成为药物临床开发的重要组成部分。它促进了全球范围内的药品研发和合作，为消除地区间差距、提高开发效率奠定了基础。

随着创新药研发主要区域从美、欧、日扩展至中国等亚洲及拉丁美洲国家，新药临床试验模式随之改变，多个地区进行的同一方案的临床试验成为一种趋势，国际多中心临床试验（MRCT）也因此开始被广泛采用。在这种背景下，如何处理外国或其他地区的数据成为了一个重要的问题。例如，美国的FDA在2007年的FDA研讨会上提到了这个问题，对于美国和欧洲之间的临床试验数据，由于长期的信任关系，这些数据一直被无条件接受。然而，随着国际多中心试验的参与者越来越多，包括拉丁美洲、东欧等地区，这些地区的数据和质量成为了一个新的挑战。

因此，人们开始质疑，那些对我们来说陌生的国家，他们真的能够实施我们所要求的临床试验吗？这个问题不仅涉及数据的质量和可信度，更关系到全球药品研发的未来走向。这种质疑也开始挑战了一直以来的地区间数据一致性评价的观点，或许需要寻求一种新的方式来处理和评价这些数据。

为了解决这些问题，ICH制定了ICH E17指南，即"多区域临床试验计划与设计的一般原则"，旨在说明MRCT计划与设计的一般原则，目的是提高MRCT在全球监管递交中的可接受度。E17自诞生起就成为了E系列（有效性指导原则）

中最受关注的一项，它并不是一项孤立的原则，而是从有着20年历史的E5（种族因素）演化而来，且集合了E5、E6（药物临床试验管理规范）、E8（临床试验的一般性考虑）、E9（临床试验的统计原则）的智慧。ICH E17是多地区临床试验最基本和最重要的指导文件之一，结合其他ICH指导原则（包括E5、E6、E8、E9、E10和E18）一并使用。这一新指南旨在为全球范围内的国际多中心临床试验提供更加明确和全面的指导，促进各国间的合作与交流，最终推动药物研发领域的进步。

二、E17指南

在国际多中心临床试验中，与单一国家的国内试验相比，每个国家参与的病例数可能会减少。无论是国际多中心试验还是国内试验，临床试验的总病例数都是为了实现试验的主要目标而设定的。然而，在国际多中心试验中，每个参与国家的数据可能不足以独立得出明确的结论。对于罕见疾病，由于其病情复杂，仅依靠本国数据可能难以充分展示药物疗效，我们可能需要在全球范围内收集病例。随之一个重要的问题是：如何解释我国在国际多中心试验中的数据，以及如何评价其他国家收集的数据？国际多中心试验的结果对我国有何意义？这些问题需要全球共识。

E17指南为我们提供了一种解决思路：应尽早识别对药品开发存在重要影响的内在和外在因素。在确证性国际多中心临床试验设计时，要充分对地区间差异进行考量。地区间差异可以分为内在因素和外在因素两大类。内在因素包括疾病状况分布、基因多态性、肝肾功能、身高、体重等。外在因素包括气候、语言、教育程度、疾病定义、治疗方法、临床操作、患者依从性以及监管法规要求等。应充分考虑上述因素可能会对国际多中心试验的有效性和安全性评估产生影响。

理解这些因素对治疗效果的影响程度，以及各国（或各民族）的患者群体中这些影响因素的分布，将有助于我们"估计"出各国（或各民族）的治疗效果。随着遗传信息使用和诊断技术的进步，未来的药效评价可能将以个人为单位进行，而不是以国家或地区为单位。这将使得对每个国家、每个地区的治疗效果的预测成为可能。

总的来说，E17指南为我们提供了一种全新的视角来看待和处理国际多中心临床试验中的数据问题，它将继续为未来的药效评价提供重要的指导。

第九节　国际多中心临床试验——
医疗机构内的运用

一、国际多中心临床试验背景

国际多中心临床试验（MRCT）由多国多中心共同参与，设计严谨、要求严格，试验方案的制定、质量监控及运作程序较一般临床试验都更规范、严格，其研究结果也为国际所接受。另一方面，MRCT也为试验药物后续在多个国家或地区申请上市进行铺垫。药物全球同步研发是一种共享资源的开发模式，可以减少不必要的重复临床试验，缩短区域或国家间药品上市延迟，提高患者获得新药的可及性。由于不同国家或地区的药品注册和临床试验管理体系的不同，许多新型药物并不能在全球同步进行早期临床试验，因此大多从Ⅱ期或Ⅲ期临床试验开始在多个国家同时开展，以获得最终可用于分析的数据，作为在受试国评价药物安全性及有效性的依据用来申报上市。

国际多中心药物临床试验数据用于在我国申报药品注册的，至少需涉及包括我国在内的两个国家，并应参照《国际多中心药物临床试验指南（试行）》的要求。申办者在我国计划和实施国际多中心药物临床试验时，应遵守《中华人民共和国药品管理法》《中华人民共和国药品管理法实施条例》和《药品注册管理办法》等相关法律法规和规定，执行我国《药物临床试验质量管理规范》（GCP），并参照ICH-GCP等国际通行原则；应同时满足相应国家的法律法规要求。

二、国际多中心临床试验特征

国际多中心临床试验是针对新型药物，在多个国家和地区同步进行，以获得多国批准为目标的临床试验的总称。这类试验在针对罕见疾病时，可以在较短的试验时间内高效地获得足够的病例数。在国际多中心临床试验变得活跃之前，医疗机构在接受试验委托时，需要确认海外试验的安全性和有效性数据，然后再进行国内试验。因此，负责临床试验的医生和CRC都需要一定程度地事先了解安全性风险，同时也面临着另一个问题：国内患者获得试验药物的时间比国外患者慢。

为了消除这种拖延，中国开始积极参与国际多中心临床试验。这要求在考虑各种风险、确保受试者安全性的基础上构建实施体制，尽管在国外使用经验信息尚不充分。随着EDC等系统的提升以及IT技术的完善，多个国家和地区共同参与并按照统一方案要求进行临床试验的难度降低。CRC必须与时俱进，跟进这些技术进步。假若MRCT设计科学严谨、内部一致性良好、统计结果有说服力，并且能高质量实施临床研究，在符合监管注册要求的前提下，可为试验药物（新药）后续在多个国家或地区申请上市奠定良好的基础。

FDA对原始资料规定了5个基本要素，即可归因性（attributable），易读性（legible），同时性（contemporaneous），原始性（original），准确性（accurate），取其首字母一般称为ALCOA原则。这一原则是确保数据准确性和可靠性的重要工具，有助于各方遵守法规要求、提高数据质量、增强一致性。也许在不久的将来，我们将不再区分是否为国际多中心临床试验，因为这将成为日常的一部分。

三、国际多中心临床试验和与相关人员的沟通

国际多中心临床试验，除非涉及罕见病等特定情况，通常规模庞大。此类试验涉及众多相关人员，他们各自承担不同的任务。因此，与国内试验相比，CRC在与申办者及相关人员沟通时，会遇到更为复杂和多样化的情境。试验初期，由于需要在医疗机构内进行大量的启动准备工作，涉及的各方之间的协调任务尤为繁重。在这样的环境中，明确各自的职责和角色显得尤为重要。

ICH-GCP中并未明确规定试验国内管理人的具体职责，在国际多中心临床试验中，CRO作为临床试验的合同研究组织，负责一系列与临床试验相关的业务。申办者或临床试验机构需要与CRO正式签约。监查员的核心职责是对病例报告表与源文件等试验文件进行比对，并确保安全性信息报告的流程得到执行。在国际多中心临床试验或研究者主导的临床研究中，CRC可能需要更多地与研究者直接沟通，而非仅仅与监查员交流。为此，CRC应充分了解每个相关人员在特定试验中的职责范围，以确保工作的顺利进行。

四、国际多中心临床试验的启动注意事项

在试验启动之际，需要经历一系列流程，如研究中心选择、机构立项与伦理申请、合同签订等。以下是国际多中心临床试验受托时的一些独特特征。

（1）选定研究中心（可行性调查） 与国内试验相比，国际多中心临床试验在研究中心选择上更加严格。研究中心、研究者及其运行体制需要明确说明，为

便于申办者选择研究中心，越来越多的研究中心在其网站上公开详细信息。此外，国际非营利组织（TransCelerate BioPharma Inc.）的Shared Investigator Platform也提供了一个系统，可以帮助申办者更有效地识别合适的医疗机构和研究者的临床研究经验等信息。

（2）合同问题　对于外企，通常在临床试验信息提供之前，要求与CRO和研究者签订保密合同。同时，CRC也可能被要求在保密协议上签字。值得注意的是，各国试验的合同形式并不统一。在ICH-GCP中，由研究中心/临床试验研究者与申办者签订合同。

（3）机构备案　申办者应按临床试验所在国家和地区关于临床试验申请的法规要求，在临床试验开始前按要求获取所在国家和地区药品监管机构的批准或进行备案，并在国家药品监督管理局药物临床试验登记与信息公示平台进行登记和信息公示。登记信息应包括境内外的全部主要研究者、临床试验机构等信息。

（4）关于IRB审议资料　申办者应保证在获得伦理委员会的审查批准后才开始临床试验的实施。国际多中心药物临床试验可根据需要建立伦理委员会协作审查的工作程序，并符合相关要求。临床试验所在地的伦理委员会应充分考虑申请条件、临床试验机构与研究者的资质、社会禁忌、宗教习俗等方面的因素，保证受试者的入选、排除、隐私与个人信息保护等符合伦理要求，并避免出现不同国家和地区间的双重标准。

申办者应将临床试验用文件翻译成符合当地语言习惯的文字，并对翻译的准确性进行验证。受试者使用的知情同意书、受试者日记等文件，必须使用当地的文字，内容应完整易懂。例如知情同意书，如果是由国外版本直接翻译过来，容易造成我国受试者的阅读不畅也容易误解，同时有些内容与我国法规或国情不符。因此，国内研究者应确保受试者被告知并真正理解知情同意书所提供的信息，并在试验方案中予以汇总解释。临床试验方案中要明确规定输入病例报告表的内容。如需要翻译收集的临床试验数据（如受试者日记、病例报告表填写内容），要明确负责翻译部门和翻译时间。

研究者在临床试验开始前，应获取受试者的知情同意。知情同意书的内容以及知情同意的过程应符合GCP的要求，涉及试验药物的重要资料应及时更新。对不同国家或地区在执行知情同意过程中的重要区别，要在注册申报资料中予以说明。对未成年人等特殊受试群体执行知情同意，除符合GCP原则外，还应遵守各国关于未成年人保护等的相关法规要求。

五、医疗机构方面的实施注意事项

在此部分，不仅局限于国际多中心的临床试验，以下是一些医疗机构在实施过程中应注意的事项。

（1）实施医疗机构的信息环境准备　随着国际网络信息需求增多（如发送心电图数据），网络环境的保证日益重要。随着电子病历系统的普及，医疗机构应确保数据安全，并与医疗信息处理部门密切沟通，确保工作人员得到恰当的培训。

（2）检查的准备、检查结果的提交方法以及检查材料的管理　在国际多中心临床试验的试验方案中，可能会规定国内临床中不常用的评价方法，或者需要租借没有使用经验的仪器设备，因此确保检查的一致性和水平至关重要。对于主要的检查实施者，建议制作操作手册，以确保他们得到适当的培训。当主要研究者确认某种检查方法可能会干扰日常临床或对受试者的安全性造成影响时，应考虑在现有检查基础上实施。在这种情况下，需要与受试者充分协商身体负担和检查费用。关于检查材料，国际多中心临床试验可能涉及注射和采血用装置等样本采集工具的国外配送。为确保流程顺畅，应明确发送地址，并提前通知研究者。值得注意的是，合同中可能会涉及供应时间与整个试验设施合同时间不匹配的情况。对于大量供应的检查材料，医疗机构应做好一次性接收的准备。同时，需要确保适当的材料存储空间和期限管理，特别是对于有使用期限的检查材料。在进行临床试验时，医疗机构不仅需要关注临床试验本身，还需确保IT环境的稳定、检查方法的一致性，以及与各相关方的有效沟通，确保试验的顺利进行和受试者的安全。

（3）试验用药品运入及管理　试验用药物管理应包括试验药物的接收、贮存、领取/分发、回收和退还/销毁等环节，通常需要通过事先的培训。大部分试验用药品和检验材料一样，都是由海外的专业试验用药品保管和运输公司直接运送。在运输过程中，为了保障试验用药品的温度稳定，通常会使用冷藏运输车，并放入温度记录器来监控温度。在试验用药品的管理过程中，CRC还需要协助确认试验用药品是否已顺利入库，避免在运输过程中出现延误。对于医疗机构内的温度管理，必须在设定的药物保存温度范围内做好准备，并留下记录以确保日常温度管理的得当。

对于以住院患者为对象的试验，配药后药剂会在病房暂时保管。然而，在过去的FDA核查中，有时需要说明在给患者注射之前的药剂温度管理情况。关于试验用药品的包装形式，内服试验用药品通常采用瓶装等不同于一般的PTP铝箔包装处方药的形式，因此在指导受试者服药时，CRC和专业药剂师的指导非常重要。在国际多中心临床试验的情况下，试验用药品的标签会标明有效期限。但在使用期限延长的情况下，医疗机构可能需要重新粘贴已经供应的药品标签。因此，对于试验用药品的入库和管理，都需要严谨的操作和事无巨细地记录，以确保试验的顺利进行和受试者的安全。

六、试验结束后的应对

在试验结束后，对于试验记录的管理与保存是一个重要的环节。根据药物GCP规定，用于申请药品注册的临床试验，必备文件应当至少保存至试验药物被批准上市后5年；未用于申请药品注册的临床试验，必备文件应当至少保存至临床试验终止后5年。

在涉及国际多中心临床试验的情况下，记录的保存时间往往会延长到15年左右。这无疑对确保文件类管理场所等方面产生了一定的负担。为适应这一要求，越来越多的医疗机构开始推进文件的电子化，减少纸质文件的堆积，确保外部存储等解决方案。同时，为防止热敏纸和纸张老化的原始数据在长期保存过程中消失，还需要制作复印件，并与有签名和日期的原件一同妥善保管。

结语

国际多中心临床试验在推动新药迅速提供给患者方面具有重要意义。然而，由于早期试验在使用人体时信息相对不足，因此确保受试者的安全成为一项首要任务。在这种背景下，CRC的积极参与和贡献显得尤为重要。CRC的角色不仅仅是推动国际多中心临床试验开展，更在于从药物研发战略的整体角度出发，确保其平衡与高效。当然，面对全球性的挑战，如大流行等突发事件，国际多中心临床试验也可能面临各种风险。与国内试验相比，国际试验由于涉及多个国家和地区，可能因各种原因而突然停止研发。此外，如果某些特定地区或国家出现问题，数据的收集可能会受到影响，进而影响整体试验的进度。因此，国际多中心临床试验的成功，依赖于各国间的紧密协调和共同努力。只有这样才能确保试验的顺利进行，共同迈向终点。

第十节 拓展性同情给药

一、拓展性同情给药的发展

"拓展性同情给药"的概念最早起源于美国FDA的"拓展性使用"（expanded access）申请。在美国，针对那些患有严重或危及生命疾病且目前没有可替代的或者满意的治疗方式的患者，他们可以申请使用未经上市许可的试验用药物、生物制品或医疗器械。由于这种使用通常并非以上市为目的，因此多数情况下是由研发企业或医生向FDA提出，这也被称为"同情使用"（compassionate use）。为了保障患者能够获得未上市药品或医疗器械的诊断、监测或治疗，FDA逐步建立了完善的临床试验用产品同情使用制度。

早在1962年，美国就开始允许为患者在临床试验外提供未经批准上市的药物，但在这个阶段，整个过程并没有书面的规定，所有程序都是非正式的。医生需要向FDA请求获取某种试验用药物来治疗重症或绝症患者，然后由FDA的审批人员来判断是否批准医生的请求。通过这种简单的方式，在早期阶段，FDA曾为有生命危险的心律失常患者提供了妥卡尼等药物。

然而，到了20世纪80年代，由于艾滋病的暴发，这种非正式的方式已经无法满足患者对试验用药物的需求。因此，1987年，FDA建立了一个更为正式的监管途径，允许大量重症和晚期患者在临床试验之外获得试验性药物。尽管如此，在实际操作中，这种途径仍然受到多方诟病，例如存在一部分人群无法获取试验性药物等问题。

为了解决这些问题，FDA在2009年8月对同情使用的准入规定（21 CFR 312）进行了大幅度的修订。修订后的法规提出了一般要求，并描述了必须满足授权同情使用的标准以及保护患者的安全措施。为了构建一个更为完整的框架，FDA在2003年和2009年发布了同情使用指南草案，进一步明确了实施细则。

2016年6月，FDA出台了三个同情使用指南，分别是《以治疗目的的试验用药物同情使用相关问题解答指南》《有关试验用药物收费的相关问题指南》以及《单个患者同情使用申请FDA3962表格》。这些指南对同情使用试验用药物做了进一步的细化和规定。2016年12月，《21世纪治愈法案》的出台修订了《联邦食品、药品和化妆品法案》，新增了第561A条"试验用药物的同情使用要求"。

这个法案的出台为拓展性临床试验和同情使用提供了更为明确的法律依据和监管框架。拓展性同情给药可能适用于以下情况。①患者患有严重或立即危及生命的疾病或病症。②没有可比较或令人满意的替代疗法来诊断、监测或治疗该疾病或病症。③患者无法加入临床试验。④患者的潜在受益足以抵消治疗的潜在风险。⑤提供试验性医疗产品不会干扰可支持医疗产品开发或上市批准的治疗适应证的试验性试验。

二、我国拓展性同情给药

2017年12月20日，国家市场监督管理总局曾起草了一份《拓展性同情使用临床试验用药物管理办法（征求意见稿）》。拓展性同情使用临床试验用药物是指在一些情况下，患者不能通过参加临床试验来获得临床试验用药物时，允许在开展临床试验的机构内使用尚未得到批准上市的药物给亟需的患者。拓展性同情使用临床试验用药物是临床试验的一种形式，也称拓展性临床试验。目标人群主要是患有危及生命或严重影响患者生活质量、需早期干预且无有效治疗手段的疾病的患者。然而，由于种种原因，这个管理办法并未正式发布。

2019年，《中华人民共和国药品管理法》第二十三条"对正在开展临床试验的、用于治疗严重危及生命且尚无有效治疗手段的疾病的药物，经医学观察可能获益，并且符合伦理原则的，经审查、知情同意后可以在开展临床试验的机构内用于其他病情相同的患者"。此是从药品管理法的角度对这种情况做出规定。

2020年3月14日，为了贯彻落实中共中央办公厅、国务院办公厅《关于深化审评审批制度改革鼓励药品医疗器械创新的意见》，国家药品监督管理局会同国家卫生健康委员会制定了《医疗器械拓展性临床试验管理规定（试行）》。该规定对医疗器械拓展性临床试验的范围、启动条件、受试者权益保护、备案管理、终止情形、数据收集等事项作出了详细规定，但仍有必要颁布配套措施，进一步明确申请资料、伦理审查、知情同意、受试者登记、数据使用、不良事件报告等方面的内容，避免拓展性临床试验的滥用滥批，以确保其有效申请。

2022年10月31日，上海市科学技术委员会联合上海市经济和信息化委员会、上海市卫生健康委员会，发布了《上海市促进细胞治疗科技创新与产业发展行动方案（2022~2024年）》（简称《方案》）。《方案》当中提出，"对正在开展临床试验、用于治疗严重危及生命且尚无有效治疗手段疾病的细胞治疗药物，经医学观察可能获益，并且符合伦理原则的，经审查和知情同意后可在开展临床试验的机构用于其他病情相同的患者。"

2022年12月29日，深圳市七届人大常委会第十四次会议表决通过《深圳经济特区细胞和基因产业促进条例》（简称《条例》），这是全国第一个促进细胞和基因产业的专项立法。《条例》规定，"对正在开展临床试验用于治疗严重危及生命且尚无有效治疗手段疾病的细胞和基因药物，经医学分析认为获益可能大于风险，符合伦理要求，按照国家规定审查，并取得知情同意后可以在开展临床试验的医疗机构内通过拓展性临床试验用于其他病情相同且无法参加药物临床试验的患者。"

总的来说，尽管有一些相关的法规和政策出台来规范和管理拓展性同情使用临床试验用药物，但这个领域仍然存在许多需要进一步规范和探讨的地方。

第十一节　药品上市后的安全性监测

药品在经历临床前研究和临床试验后，按照其品种特性获得生产销售许可，随后进入市场。然而由于目标患者的统一性以及参加临床试验的受试者数量相对较少，往往在药品生产销售后才能获得完整的安全性信息。这意味着，在药品上市后广泛使用于患者时，关于可能的不良反应信息可能并不完整。上市前的临床研究主要是考察药品对指定适应证的疗效，而在上市后的临床使用中，患者的机体状况和共病情况千差万别，临床使用时常超出适应证，例如抗肿瘤药物尤其是靶向药物的超适应证用药，已被医师、患者和药品生产企业三方默认，超适应证用药比例较高，给新药上市后的安全性监测带来了新的挑战。

药品上市后的安全性监测手段主要有自发报告系统和药品安全性主动监测。应充分利用药品不良反应监测数据，挖掘深度隐藏的风险信号，提高监测数据的利用价值。传统的自发报告系统存在报告数据不完整，瞒报、漏报，无法计算不良事件发生率等问题；而主动监测是对自发报告系统的有力补充，通常是在对自发报告系统监测数据进行分析的基础上，识别并发现风险信号，挖掘特定药品-事件组合，并针对药品-事件组合、类效应等进行补充性监测。

不良反应报告制度并非新药安全风险防范的唯一办法。药品监管部门、医疗机构、学术团体、药品生产企业等可以使用各种办法监测或研究上市后药品的不良反应，例如Ⅳ期临床试验、药品安全性临床研究文献meta分析、特殊人群中的临床安全性研究、不良反应病例的临床分析、药物流行病学研究和处方事件监测等都属于上市后药物安全性监测的方法。在加强监测的同时，应对医务人员进行新药临床应用和不良反应监测的继续教育，使医务人员及时了解新药的安全性信息，并对患者进行用药安全科普教育。通过各方面的共同努力，避免或减少新药的安全性风险。

一、上市后安全性监测的必要性

虽然临床试验为新药提供了有效性和安全性的数据，但这些试验往往只涵盖了100~1000名的少数特殊患者，临床试验观察样本量有限、观察时长有限、有严格的入排标准、未纳入特殊人群，诸多原因导致对药品的认识存在局限性。因此，当这些药品在日常诊疗中广泛使用时，常常会发现一些之前未知的副作用，需要在上市后主动地开展药品安全性监测，系统化地收集和报告相关信息，不断加深对药品安全性特征的认识。

二、药品上市许可持有人制度

新修订《药品管理法》于2019年12月1日正式实施，国家开始实施药品上市许可持有人制度。2019年11月29日，国家药品监督管理局关于贯彻实施《中华人民共和国药品管理法》有关事项的公告（2019年第103号）中，明确自2019年12月1日起，凡持有药品注册证书（药品批准文号、进口药品注册证、医药产品注册证）的企业或者药品研制机构为药品上市许可持有人，应当严格履行药品上市许可持有人义务，依法对药品研制、生产、使用全过程中药品的安全性、有效性和质量可控性负责。药品上市许可持有人制度（MAH）的核心内容是药品批准文号和生产许可脱离，允许试点的药品研发机构和科研人员取得药品的批准文号，并且对药品质量承担相应的责任。

三、药物警戒质量管理规范

2021年5月13日，国家药品监督管理局正式发布《药物警戒质量管理规范》（以下简称"GVP"），作为新修订《药品管理法》以来首个药物警戒配套文件，GVP对药品上市许可持有人（以下简称"持有人"）和获准开展药物临床试验的药品注册申请人（以下简称"申办者"）开展药物警戒活动，进行了系统的规范和指导。药物警戒活动是指对药品不良反应及其他与用药有关的有害反应进行监测、识别、评估和控制的活动。持有人和申办者应当建立药物警戒体系，通过体系的有效运行和维护，监测、识别、评估和控制药品不良反应及其他与用药有关的有害反应；应当基于药品安全性特征开展药物警戒活动，最大限度地降低药品安全风险，保护和促进公众健康。

建立药物警戒制度，既是国家药品监管部门要求持有人和申办者临床前合规管理的责任落实，也是企业生产经营合规管理的体现。《药品管理法》明确规定药品上市许可持有人应当开展药品上市后不良反应监测，主动收集、跟踪分析疑似药品不良反应信息。GVP规定持有人应当主动开展药品上市后监测，建立并不断完善信息收集途径，主动、全面、有效地收集药品使用过程中的疑似药品不良反应信息；对各种渠道收集的疑似药品不良反应需进行分析评价，并按时上报；应当根据自身情况及产品特点选择适当、科学、有效的信号检测方法；可定期汇总分析收到的安全性数据，如月度、季度、半年度开展评价；应当根据风险评估结果，对已识别风险、潜在风险采取适当的风险管理措施；应当向医务人员、患者、公众传递药品安全性信息，沟通药品风险，这里的沟通意义在于通过有效的信息传递和沟通，让医务人员、患者和公众及时获取与药品安全相关的重要信息。我国GVP包含风险识别与评估和风险控制，相辅相成，统筹考虑。

参考文献

［1］赵晶晶，龙泳，刘学东.2013临床试验方案规范指南（SPIRIT）及其解读［J］.中国循证儿科杂志，2014，9（5）：381-388.

［2］阎小妍，姚晨.ICH E9（R1）对临床试验统计学的新要求［J］.中国新药杂志，2018，27（11）：1262-1265.

［3］李新旭，周军，唐智敏等.从审评角度谈适用ICH E9（R1）的初步考虑［J］.中国食品药品监管，2022，20（5）：40-47.

［4］周明，夏琳，陈东梅等.抗肿瘤新药首次人体试验临床研究方案撰写考虑［J］.中国新药杂志，2020，29（4）：389-391.

第三章 临床试验的实施机制

第一节 临床试验的分类

根据发起方不同，可以将临床试验分为申办者发起的注册类临床试验（industry-sponsored clinical trial，IST）和研究者发起的临床试验（investigator-initiated clinical trial/research，IIT/IIR，以下统称"IIT"）。

一、申办者发起的注册类临床试验

申办者发起的注册类临床试验（industry-sponsored clinical trial，IST）适用于为申请药品/器械注册而进行的临床试验。此类临床试验在开展时，申办者履行管理职责，根据临床试验需要建立临床试验的研究和管理团队，以指导、监督临床试验实施。CRC主要作为申办者和研究中心的沟通桥梁，在获得研究机构和主要研究者授权后，协助研究者开展授权范围临床试验相关工作。

随着临床试验的专业化、国际化，临床试验的相关业务不断多样化，涉及的协作部门也日益多元化。这里将介绍申办者发起的注册类临床试验主要涉及的部门及其主要工作内容。因各公司部门归属均有不同，以下主要从各部门的业务层面进行区分介绍。

（一）医学事务部门

医学事务部门的主要职责是指负责临床试验方案设计、撰写、总结报告撰写，配合学术活动做一些学术成果展示。从试验方案设计阶段开始，到试验方案实施和完结期间，及时根据科学性和可靠性进行调整。

20世纪70年代，Toyota为提高汽车质量提出了著名的"质量源于设计（quality by design，QbD）"理念。2001年，该理念被美国食品药品管理局（FDA）引进于药品管理后，便为制药行业所接受并广为运用。人用药品注册技术国际协调委员会（ICH）的Q8药物研发板块中，即对药物研发如何践行QbD理念进行了介绍，其指出：产品的质量无法通过检验赋予，而是通过设计赋予的，认识这一点非常重要。因此，医学事务部门承担的临床试验方案设计工作，设计出科学合理、严谨细致并紧贴临床日常操作的方案非常关键。

（二）合同事务部门

合同事务部门的主要职责是指进行合同的谈判和签署。各公司部门归属不同，合同相关的谈判和签署可能归属于商务拓展（BD）或者项目启动专员（SSU），亦或是临床试验助理（CTA）。

（三）临床运营部门

临床运营部门的主要职责是指按照临床试验方案组织研究者实施临床试验，对获得的数据进行收集，保证临床试验质量符合方案及法规要求。具体包括多个临床试验相关角色，下面将进行分别介绍。

1.项目经理（PM） 项目经理的主要职责是指按照国家相关法规要求，全流程、全方位管理临床试验项目，确保项目的质量和进程。临床试验监查计划由项目经理制定，监查计划应当特别强调保护受试者的权益，保证数据的真实性，保证应对临床试验中的各类风险。监查计划应当描述监查的策略、对试验各方的监查职责、监查的方法，以及应用不同监查方法的原因。监查计划应当强调对关键数据和流程的监查。监查计划应当遵守相关法律法规。

2.监查员 临床监查员（clinical research associate，CRA）主要职责是负责协调和监督临床试验的执行，确保临床试验按照方案、协议、法规执行，以获得准确、可靠和一致的数据（表3-1）。

表3-1　CRA的主要业务和概述

业务	概述
中心筛选	在试验实施前，调研确认实施临床试验的中心是否已具备适当的条件，包括研究者是否具备足够的资质和资源完成试验，临床试验机构具备完成试验的适当条件、人员配备及培训情况，实验室设备齐全、运转良好，具备各种与试验有关的检查条件，有足够数量的受试者
中心立项	选定好实施临床试验的中心后，根据相关法规及中心的要求递交临床试验相关文件。获得中心立项及伦理委员会批准
中心启动	根据临床试验中心要求，召开临床试验启动会，正式开始启动临床试验项目的实施。还要对中心参与临床试验的人员进行相关的培训，如研究者、CRC、药品管理员、护士等人员
监查	保证临床试验中受试者的权益，保证试验记录与报告的数据准确、完整，确保临床试验按照试验方案正确地实施和记录

业务	概述
核实试验用药品	核实临床试验过程中试验用药品在有效期内、保存条件可接受、供应充足；试验用药品是按照试验方案规定的剂量提供给合适的受试者；受试者收到正确使用、处理、贮存和归还试验用药品的说明；临床试验机构接收、使用和返还试验用药品有适当的管控和记录；临床试验机构对未使用的试验用药品的处置符合相关法律法规和申办者的要求
确认病例报告表	核对病例报告表录入的准确性和完整性，并与源文件比对。监查员应当注意核对试验方案规定的数据在病例报告表中有准确记录，并与源文件一致；确认受试者的剂量改变、治疗变更、不良事件、合并用药、并发症、失访、检查遗漏等在病例报告表中均有记录；确认研究者未能做到的随访、未实施的试验、未做的检查，以及是否对错误、遗漏做出纠正等在病例报告表中均有记录；核实入选受试者的退出与失访均在病例报告表中均有记录并说明。对病例报告表的填写错误、遗漏或者字迹不清楚应当通知研究者；监查员应当确保所作的更正、添加或者删除是由研究者或者被授权人操作，并且有修改人签名、注明日期，必要时说明修改理由
确认不良事件	确认不良事件按照相关法律法规、试验方案、伦理委员会、申办者的要求，在规定的期限内进行报告
确认书面报告	每次监查后，应当及时书面报告申办者；报告应当包括监查日期、地点、监查员姓名、监查员接触的研究者和其他人员的姓名等；报告应当包括监查工作的摘要、发现临床试验中问题和事实陈述、与试验方案的偏离和缺陷，以及监查结论；报告应当说明对监查中发现的问题已采取的或者拟采用的纠正措施，为确保试验遵守试验方案实施的建议；报告应该提供足够的细节，以便审核是否符合监查计划。中心化监查报告可以与现场监查报告分别提交。申办者应当对监查报告中的问题进行审核和跟进，并形成文件保存

CRA的业务和概述如表3-1所示。也有很多申办者将其临床试验的部分或者全部工作和任务委托给合同研究组织（contract research organization，CRO）的情况，这种情况下要求申办者仍然是临床试验数据质量和可靠性的最终责任人，应当监督CRO承担的各项工作。CRO应当实施质量保证和质量控制。

申办者委托给CRO的工作应当签订合同。合同中应当明确以下内容：委托的具体工作以及相应的标准操作规程；申办者有权确认被委托工作执行标准操作规程的情况；对被委托方的书面要求；被委托方需要提交给申办者的报告要求；与受试者的损害赔偿措施相关的事项；其他与委托工作有关的事项。CRO如存在任务转包，应当获得申办者的书面批准。

监查部门的监查范围和性质可以是灵活的，现场监查和中心化监查应当基于临床试验的风险结合进行。现场监查是在临床试验现场进行监查，通常应当在临床试验开始前、实施中和结束后进行。中心化监查是及时地对正在实施的临床试验进行远程评估，以及汇总不同的临床试验机构采集的数据进行远程评估。中心化监查的过程有助于提高临床试验的监查效果，是对现场监查的补充。

中心化监查中应用统计分析可确定数据的趋势，包括不同的临床试验机构内部和临床试验机构间的数据范围及一致性，并能分析数据的特点和质量，有助于选择监查现场和监查程序。

3.药物警戒团队 药物警戒（pharmacovigilance，PV）的主要职责是指获准开展药物临床试验的药品注册申请人（以下简称"申办者"）开展的药物警戒活动。药物警戒活动是指对药品不良反应及其他与用药有关的有害反应进行监测、识别、评估和控制的活动。通过对药物不良反应的监测和评估，发现药物新的安全性问题，进而制定相应的监测、提示和管理措施。

根据《药物警戒质量管理规范》要求，与注册相关的药物临床试验期间，申办者应当积极与临床试验机构等相关方合作，严格落实安全风险管理的主体责任。申办者应当建立药物警戒体系，全面收集安全性信息并开展风险监测、识别、评估和控制，及时发现存在的安全性问题，主动采取必要的风险控制措施，并评估风险控制措施的有效性，确保风险最小化，切实保护好受试者安全。

因此，在临床试验实施期间，申办者为药物警戒责任主体，对于药物临床试验期间出现的安全性问题，申办者应当及时将相关风险及风险控制措施报告国家药品审评机构。鼓励申办者、临床试验机构与国家药品审评机构积极进行沟通交流。

临床试验期间申办者应当在规定时限内及时向国家药品审评机构提交可疑且非预期严重不良反应个例报告。CRC在临床试验实施期间，须特别注意上报时限的要求，须特别注意与研究者、申办者等各方的沟通与协作。

对于致死或危及生命的可疑且非预期严重不良反应，申办者应当在首次获知后尽快报告，但不得超过7日，并应在首次报告后的8日内提交信息尽可能完善的随访报告。

对于死亡或危及生命之外的其他可疑且非预期严重不良反应，申办者应当在首次获知后尽快报告，但不得超过15日。

提交报告后，应当继续跟踪严重不良反应，以随访报告的形式及时报送有关新信息或对前次报告的更改信息等，报告时限为获得新信息起15日内。

4.稽查团队 稽查部门的主要职责是指申办者为评估临床试验的实施和对法律法规的依从性，在常规监查之外开展的稽查。稽查部门是独立的、与常规监查或质量控制分开的，是由独立于临床试验的人实施稽查。

5.数据管理团队 数据管理部门的主要职责是指监督临床试验的实施、数据处理、数据核对、统计分析和试验总结报告的撰写。申办者可以建立独立的数据监查委员会，以定期评价临床试验的进展情况，包括安全性数据和重要的有效性终点数据。独立的数据监查委员会可以建议申办者是否可以继续实施、修改或者停止正在实施的临床试验。

数据管理部门参与临床试验方案的审核、CRF设计审核、数据库测试、数据管理计划和数据核查计划等数据管理相关文件的撰写和审核。依据数据核查计划，数据管理部门负责整个临床试验中数据核查工作，包括CRF数据、外部数据一致性核查、SAE一致性核查等。如果发现数据相关问题，可在数据库中发送人工质疑至研究中心，CRC/研究者在数据库中可接收到质疑的具体信息。

二、研究者发起的临床试验

研究者发起的临床试验（investigator-initiated clinical trial/research，IIT/IIR，以下统称"IIT"）适用于以个体或群体（包括医疗健康信息）为研究对象，不以药品医疗器械（含体外诊断试剂）等产品注册为目的，研究疾病的诊断、治疗、康复、预后、病因、预防及健康维护等的活动。研究者履行管理职责，对临床试验的科学性、伦理合规性负责。CRC在获得研究机构和主要研究者授权后，协助研究者开展授权范围临床试验相关工作。IIT和IST的区别见表3-2。

表 3-2　IIT 和 IST 的区别

区别要点	IIT（研究者发起的临床试验）	IST（申办者发起的临床试验）
目的	以个体或群体（包括医疗健康信息）为研究对象，不以药品医疗器械（含体外诊断试剂）等产品注册为目的，研究疾病的诊断、治疗、康复、预后、病因、预防及健康维护等的活动	为申请药品/器械注册而进行的临床试验
主导主体	医疗机构发起，研究者决定研究内容	申办者为主导发起
监管部门	主要由卫健委主管，涉及伦理审查和科学性审查	主要由药监局主管，涉及药物/器械注册申请和临床试验的审批备案
应用价值	探索疾病病因、诊断、治疗和预防措施的效果，为进一步研究提供依据	提供用于指导临床实践的可靠证据，确保药品/器械的安全性和有效性
试验设计	根据医疗机构各个专业的实际需求和研究者的自我意志进行设计	根据申办者的需求和试验药物/器械的特点进行设计
样本量	根据医疗机构和研究者的判断进行选择	根据申办者的试验目的和试验药物的特点进行选择
干预措施	根据研究目的和医疗机构的需求进行选择	根据试验目的和申办者的需求进行选择

数据收集和分析	根据医疗机构和研究者的需求进行收集和分析	根据申办者的需求和试验药物／器械的特点进行收集和分析
结果解释和应用	结果主要用于医疗机构和研究者的研究目的	结果主要用于申办者的药品／器械注册上市或上市后增加适应证等研究

第二节　医疗机构临床试验的人员及职责

一、科学性审查委员会职责

科学性审查委员会的主要职责是指负责审查和评估临床试验项目的科学价值，以确保试验设计的合理性、数据采集和处理流程的正确性、统计分析方法的正确性、试验的创新性，确保临床试验的科学性，为推动科学技术的发展和进步作出贡献。

二、伦理委员会职责

伦理委员会的职责是保护受试者的权益和安全，应当特别关注弱势受试者。

伦理委员会的起源可以追溯到20世纪60年代的美国。随着医学技术的迅速发展和人权意识的逐渐增强，人们开始关注伦理问题，尤其是对受试者的权益和安全保护的关注。在此背景下，伦理委员会应运而生。

伦理委员会通常是由医学、伦理学、法律等领域专家组成的独立机构，负责对伦理问题进行审查、监督和指导。

20世纪70年代，随着伦理问题的日益凸显，越来越多的国家开始建立伦理委员会。这些委员会在促进伦理规范和保护受试者权益方面发挥了重要作用。在这个时期，委员会的工作重点主要是关注临床试验的伦理问题和人权保护。

随着全球化和医学技术的传播，伦理委员会逐渐在全球范围内得到推广和认可。国际社会开始制定相关法规和规范，推动临床试验伦理委员会的发展和完善。例如，世界卫生组织（WHO）制定了《医学研究伦理指南》，旨在为各国建立伦理委员会提供指导和支持。

各国政府和监管机构逐渐认识到伦理委员会的重要性，并开始制定相关法规和要求。这些法规要求包括建立委员会的程序和标准、委员会的职责和权利、受试者的权益和保护等。委员会的建立和运行必须符合相关法规要求，以确保合法性和规范性。

目前，伦理委员会已经成为全球范围内普遍认可的机构，负责监督和保障临床试验的伦理规范和受试者的权益。各国政府和监管机构不断加强合作，共同推动临床试验伦理委员会的发展和完善，以适应医学技术的不断进步和社会环境的变化。同时，随着科技的发展和创新，伦理委员会的工作内容和要求也在不断更新和完善，以确保科学性和伦理性。

各医疗卫生机构设置有独立的伦理委员会，伦理委员会对临床试验的伦理性进行审查。当然，根据各医疗卫生机构设置不同，伦理委员会也会审查一些其他的临床研究。

三、临床试验机构的职责

在中华人民共和国境内开展经国家药品监督管理局批准的药物临床试验（包括备案后开展生物等效性试验），应当在备案的符合资质要求的临床试验机构中进行。临床试验机构所在的医疗机构应具备医疗机构执业许可证，具有符合所在地省级卫生健康主管部门对院区的相关管理规定的临床试验场地，具有与开展临床试验相适应的诊疗技术能力。

1.临床试验机构应统筹药物临床试验的立项管理、试验用药品管理、资料管理、质量管理等工作。

2.临床试验机构的组织构架及人员分工明确、合理，能满足临床试验管理工作的需要。机构应设置机构负责人、药物临床试验组织管理部门负责人、机构秘书，以及质量管理、药品管理、档案管理等岗位，有机构人员任命文件或授权分工证明文件。各岗位人员符合本单位有关任职资质的要求，经过临床试验相关培训，其人员分工应包含质量管理、试验药品管理、文档管理、人员培训管理等方面。

3.临床试验机构具有药物临床试验相适应的独立的工作场所以及必要的设施设备。包括但不限于专业办公室、文件柜、传真机、电话电脑以及复印等设备。

4.临床试验机构具有独立的药物临床试验资料室，用于保存临床试验必备文件。其场所和设备应当具备防止光线直接照射、防水、防火等条件，以利于文件的长期保存。

5.临床试验机构具有独立的临床试验用药房。其设施设备和管理系统能够满足药品储存条件和项目运行的需要。

6.临床试验机构要根据要求进行备案。

（1）机构应在国家药品监督管理局"药物临床试验机构备案管理信息平台"完成药物和器械临床试验机构登记备案。

（2）机构名称、机构地址、机构级别、机构负责人员、伦理委员会和主要研究者等备案信息发生变化时，药物临床试验机构应当于5个工作日内在备案平台中按要求填写并提交变更情况。

（3）机构增加临床试验专业、地址变更的，应在完成备案工作后5个工作日内向所在地省级药品监管部门、卫生健康主管部门书面报告备案情况。

（4）机构应在每年1月31日前在备案平台填报上一年度开展药物和器械临床试验工作总结报告。

（5）机构应按照所在地省级药品监管部门药物临床试验信息化管理相关要求填报并维护相关数据信息。

7.临床试验机构的质量管理体系

（1）建立药物临床试验质量管理体系，制定药物临床试验管理制度和标准操作规程等文件，其内容与现行法律法规等政策相符，具有可操作性并能够遵照执行。

（2）质量体系文件的起草、审核、批准、修订、发放、回收、销毁等符合本机构相关管理制度及标准操作规程的要求。

（3）项目资料归档应按照《药物临床试验必备文件保存指导原则》进行管理。

（4）机构能够根据质量管理制度和标准操作规程开展质量管理工作。按临床试验项目的实际需要制定质量管理工作计划并能按计划开展质量管理工作。

8.机构应在院内开展相应的临床试验相关培训，包括但不限于新法规、新政策以及临床研究新内容等。

9.机构应对全院CRC及所属SMO公司进行登记、考核，并对公司的三证以及人员资质、保密性等审核。在CRC派遣到研究团队后，应继续监督各临床研究科室落实CRC职责以及遵守院级各项管理要求等。同时，机构可对SMO公司进行定期考核（年度），并根据结果优选供应商。

10.机构宜根据临床研究行业的发展，积极调整业务内容及流程，与时俱进，开拓创新，提升临床研究科研水平，开展信息化平台建设等工作。

四、研究者职责

研究者承担临床试验应当取得法律法规要求的临床资质，具备相应的能力和资格，参与临床试验的各个阶段。

（一）项目研究启动阶段

1.参与方案设计阶段，这是研究工作的第一步。研究方案应该清晰地阐述研究问题、研究目标、研究方法、数据收集和分析等细节。在设计研究方案时，需要充分考虑研究问题的性质、研究目标的要求以及可用的资源等因素，以确保研究方案的科学性和可行性。

2.审阅签署向伦理及机构递交的相关文件，准备向伦理委员会汇报的幻灯片，在伦理会上进行方案介绍和答疑并按照伦理委员会要求修改相关内容。

3.与申办方初步拟定协议和经费，经国家药物临床试验机构审核后签字。

4.参加科室临床试验启动会，熟悉研究方案、《知情同意书》，了解并熟悉试验药物的性质、作用、疗效及安全性（包括该药物临床前研究的有关资料）。

5.主要研究者需要审核所有参与临床试验人员的资质，并进行相应授权。

（二）项目研究过程中

1.研究者必须向受试者及家属说明有关临床试验的详细情况，包括试验目的、试验的过程与期限、检查操作、受试者预期可能的受益和风险，告知受试者可能被分配到试验的不同组别，并且说明参加试验应是自愿的，而且有权在试验的任何阶段随时退出试验而不会遭到歧视或报复，其医疗待遇与权益不会受到影响。

2.研究者经充分和详细解释试验的情况后获得知情同意书：由受试者或其法定代理人在知情同意书上签字并注明日期，执行知情同意过程的研究医生也需在知情同意书上签署姓名和日期。

3.根据入选标准、排除标准核对受试者的资料，并安排需要完善的检查、检验项目。

4.审核受试者的入组条件，填写审核表格（如需要）。对于符合入组条件的受试者，指导研究护士进行电话或网络随机（如需要）。

5.按照预约时间接待受试者定期访视，进行体格检查及其他辅助检查，进行疗效及安全性评价，及时评估检验、检查结果，处理及记录不良事件，按照研究方案要求开立医嘱或处方，记录住院或门诊病历。

6.在临床试验过程中如发生严重不良事件（SAE），研究医生应立即对受试者采取适当的措施，保证受试者的安全，收集相关资料，立即向申办者书面报告严重不良事件，随后应当及时提供详尽、书面的随访报告。涉及死亡事件的报告，研究者应当向申办者和伦理委员会提供其他所需要的资料，如尸检报告和最终医学报告。研究医生上报SAE时限应按照临床试验方案中明确的时限上报申办方，并按照各研究中心的要求时限上报至临床试验机构及伦理委员会。

7.及时了解临床试验方案、知情同意书的修改信息及药物的更新信息，及时与受试者及家属沟通，以进一步确认受试者是否愿意继续参加试验，并签署更新版本的知情同意书。

8.在试验中出现需与申办方协商的问题时，与监查员联系处理或向主要研究者汇报。

9.在研究过程中配合机构质控人员的工作，接受质控人员的面谈，及时完成质控反馈复核表，并由主要研究者签字后交回机构质控组。

10.配合监查员工作，与研究护士一起准备相关资料，接受监查员访视。积极准备接受稽查或视察，确保临床试验的质量。

11.参与研究过程中的研究者会议并提出研究过程中的问题及建议。

（三）项目研究结束后

1.临床试验完成后，主要研究者书写或审阅总结报告，签名并注明日期后归档至机构。

2.中止一项临床试验研究医生必须通知受试者、申办者、伦理委员会和药品监督管理部门，并阐明理由。

五、研究护士职责

研究护士是临床试验实施过程中的参与者及主要协调者，其职责包括协助主要研究者进行受试者的管理、CRF填写、特殊试验标本处理、试验过程中资料管理；试验各方的沟通工作、配合监查员的工作等。研究护士参与临床试验各个阶段。

（一）项目启动前阶段

1.参加研究者会议，熟悉试验方案，对方案实施提出意见及建议。

2.协助主要研究者、监查员递交伦理材料上会，以及修改资料的伦理备案。

3.协助主要研究者、监查员完成药物临床试验机构临床试验备案及临床试验协议商谈、签订。

4.准备试验项目实施所需的必备文件（如实验室正常值范围、实验室质控证明、各种检查设备的参数等）。

（二）项目启动阶段

1.参加启动会议，熟悉试验小组成员及其授权范围。

2.熟悉研究方案，尤其是临床试验实施步骤。

3.熟悉试验用药品的使用方法、不良反应及相应的处理措施，培训临床护士（内容包括方案分组、用药，是否赠药、药品的储存要求、给药要求、不良反应），熟悉试验用各种设备（如密码生成器、随机信封、专用心电图机及电脑），熟悉临床试验数据的采集及录入。

4.建立试验资料文件夹并负责试验过程中资料的保存。

（三）项目进行阶段

1.协助研究者筛选、入组受试者

（1）登记受试者基本情况，填写项目筛选表、入组表；必要时回答一些受试者及家属的质疑，以保证其充分知情。

（2）核对是否按要求签署知情同意书，副本是否已交受试者，进行电话或网上筛选登记（如需要）。

（3）核对入排标准，随机获取入组信息；有入组患者，如需临床护士给药及时告知主班入组患者信息及拟执行的治疗计划。

2.协助安排受试者的检查、治疗和随访，并做相关记录

（1）安排受试者填写生活质量调查表（如需要）；实施某些物理检查：如体温、血压、心电图检查等。

（2）提前沟通并协助安排受试者治疗和访视。

（3）研究护士凭研究医生的处方向专职试验药师取药。核对相关信息，确认无误后签名。指导临床医务人员及受试者正确使用药物，及时清理回收剩余药物及其外包装，收集药物使用记录（如输液单、服药日记卡）。

（4）留取受试者的特殊血标本并进行预处理以及肿瘤组织标本（需要送中心实验室的）。

（5）与相关科室沟通，获取试验所需的资料（相关检查报告单、肿瘤评估表

及刻录光盘等）；临床检查结果发现异常结果或异常变动，及时报告研究者。

（6）负责受试者相关费用的报销。

（7）接收、邮寄临床试验过程中的相关材料，并保存相关证明（研究药物除外）。

（8）获知SAE及时告知研究者，协助处理研究者上报SAE。

3.临床试验数据收集及录入（可由专职的CRC或者文员来完成）

（1）及时准确填写CRF或EDC。

（2）协助解决质疑报告。

4.配合监查、稽查及视察　准备相关材料，配合监查员工作。

（四）项目完成阶段

（1）与监查员共同清点及整理研究资料，协助完成本中心药理基地的质量自评工作，将总结报告、临床研究原始病例及CRF等资料交药理基地存档。

（2）及时清点试验过程中有关物资，退还申办者。

六、临床试验药师职责

临床试验药师要参加GCP相关培训及医院/申办方组织的培训并达到相关要求。主要工作职责如下。

（1）每次试验启动会后，临床试验药师接收临床试验用药品时，须检查药品外包装是否完好，根据随箱运货单逐一核对详细信息，负责试验用药物接收后的登记、建账。

（2）临床试验药师负责药品的保管，实行专人管理、专柜上锁、专账登记、专用处方管理，要求低温或特殊保存的药品，存放在临床试验药品专用冰箱及符合要求的地方，药品存放环境均有温控报警装置。温度出现异常及时处理。

（3）临床试验药师凭研究医生处方发放药品，并做好书面记录，确保实际数量账物相符。

（4）临床试验药师定期与CRA清点受试者归还剩余药品及空包装，并做好书面记录。

（5）试验过程中出现过期药品或试验结束后剩余药品由临床试验药师、申办方人员/CRA一起核查数量，遵照申办方要求处理，并做好书面记录。

（6）临床试验用药阶段完成后，临床试验药师与CRA整理、核实试验资料以备存档。

第三节 受试者补助

本节主要阐述临床试验受试者检查费报销和相关补偿的发放。

一、受试者检查费报销

关于临床试验受试者检查费报销相关政策，最早追溯到1999年的《关于印发城镇职工基本医疗保险诊疗项目管理、医疗服务设施范围和支付标准意见的通知》（劳社部发〔1999〕22号），根据该文件，各种科研性、临床验证性的诊疗项目，都不在国家基本医疗保险诊疗项目支付范围内。其中还特别强调，"对于国家基本医疗保险诊疗项目范围规定的基本医疗保险不予支付费用的诊疗项目，各省可适当增补，但不得删减"。2021年8月，北京市医保局率先出台《关于进一步明确药物临床试验相关医疗费用医保基金支付范围的通知》对上述政策做了进一步明确解释，基本医疗保险基金不支持试验用药和临床试验相关的医学检查费用，除上述费用之外，参保患者因病就诊产生的其他医疗费用中，符合本市医保基金支付范围的，医保基金按规定予以支付。根据以上相关规定，临床试验要求受试者完成的各项检查、检验等发生的费用应该由临床试验来承担，而非进行医保报销。具体临床试验费用报销的方式各个医院可以根据自身情况进行规定，一是采用开立临床试验专用不计费检查、检验单；二是依然按照临床常规进行计费，但是收费时不用受试者交费而是项目进行交费。

二、受试者的补偿和赔偿

为了观察试验药物的有效性和安全性，需要更多受试者更多次数地往返医院进行检查，时间上的付出、交通费的负担也会随之上涨。另外很多临床试验需要进行非安全性血样的采集，对受试者身体有一定的影响。虽然受试者参加临床试验已经遵循了自愿的原则，但应在考虑实际花费的同时，在得到伦理委员会批准的基础上，在社会普遍认同的金额范围内，考虑给予适当的交通和营养补偿。

补偿是受试者在参加临床试验期间所产生的合理支出以及给他们所造成的时间、身体、精神损耗等所给予的费用报销以及适当的弥补偿付。

赔偿是指受试者因参加临床试验而遭受的与试验相关的人身损害，包括直接和间接损害、预期和非预期的损害，以及身体、财产、心理、社会伤害所给予的弥补偿付。赔偿和补偿的区别见表3-3。

表 3-3 赔偿和补偿的区别

	赔偿	补偿
适用范围	受试者因参加临床试验而受到的损害	受试者在受试过程中支出的合理付出
涉及权益	受试者因参加临床试验而被迫遭受损失的权益	受试者因临床试验需要而自主、自愿地主动让渡自身部分权益
损害/损失	受试者可能遭受相对较重的损害或因此负担增加	受试者可能有可以承担的相对较轻的损失
处理导向	可能涉及侵权，偏向依据法律强制规定来处理	无明显侵权，偏向通过双方协商来解决
实现方式	临床试验责任保险、赔偿协议、起诉到法院判决和执行、设立一定的研究风险基金等	增加受试者补偿费用、提供更多访视、关注和机会等

关于临床试验中赔偿、补偿的思考如下。

1.在与临床试验相关的情况下，对受试者造成健康损害时，无须考虑是否存在过错，只要损害的事实客观存在，临床试验与损害后果之间存在因果关系，就应对损害后果承担补偿和赔偿责任。在临床试验过程中，尤其是对于创新药物而言，即使试验药物经过国家药品监督管理局审批和伦理委员会的审查且药检合格的情况下，进行临床验证时仍存有潜在损害风险，适用无过错责任原则，由申办者承担相应的赔偿责任。

2.在临床试验有过失责任的情况下，赔偿责任原则上由过失方承担，比如试验药物不完善、协议缺陷等，由申办方承担赔偿责任，如确系医疗事故导致受试者受到损害，由研究者或医疗机构承担相应的赔偿责任。申办方和医疗机构的赔偿责任发生争议时，按照过错比例分别承担赔偿责任。

3.申办方补偿或赔偿的前提是"与临床试验相关的诊疗费用"。从最新版GCP中"申办者应当承担受试者与临床试验相关的损害或者死亡的诊疗费用以及相应的补偿。申办方和研究者应当及时兑付给予受试者补偿或者赔偿。"可以看出，对于受试者损害赔偿责任的前置条件是"与试验相关"的人身损害。"与试验相关"不仅指与试验药物相关，还包括临床试验方案所涉及的所有试验用药品（试验药物、对照药品或安慰剂）以及试验方案、流程所要求的各种医疗检查和操作。

4.对于研究者发起的临床研究项目，研究者或试验机构属于特殊的申办方，也适用GCP的要求，另根据2021年发布的《医疗卫生机构开展研究者发起的临床研究管理办法（试行）》要求"医疗卫生机构应当建立受试者争议和投诉的处理机制，科学判定是否有损害及其产生的原因，合理划分责任，按照约定或有关管理规定，对受到损害的受试者进行合理的补偿或赔偿。医疗卫生机构应当建立受试者和研究对象损害风险预防、控制及财务保障机制。"可以看出：

（1）医疗卫生机构应为受试者损害赔偿的主体，对损害的判定和监管应承担相应职责。

（2）医疗卫生机构应建立并完善受试者争议和投诉的处理机制、损害风险预防、控制及财务保障机制。

5.受试者故意及其重大过失造成的健康损害不在补偿范围之内。

三、临床试验补偿的发放

在进行补偿同时还应充分考虑支付方式的妥当性，比如支付节点的设定，是否需要完成全部试验过程才能支付等等，要避免妨碍受试者随时可以退出试验的权利。申办方须将通俗易懂的临床试验补偿说明纳入知情同意书，由研究者告知给受试者，在受试者知情同意参加试验的同时，对补偿规程进行充分说明。申办方向医疗机构支付试验相关费用后，CRC协助研究者向临床试验机构发起补偿申请，收集受试者相关资料（例如身份证、银行卡信息等），由医疗机构财务部门进行补偿发放。

受试者对补偿期望过高、研究者和CRC对补偿认识的偏差、家属不同意参加临床试验等情况，都是受试者补偿发生纠纷的主要原因。为了防患于未然，临床试验机构须制定补偿发放制度和标准操作流程，并对CRC进行相关培训，以利于CRC在必要时与受试者、申办方、研究者、机构办公室进行充分的沟通协作。

第四节　合同研究组织

一、合同研究组织的历史

CRO的历史可以追溯到20世纪90年代初，当时一些生物技术公司开始兴起，这些公司专注于研究生物技术药物，并开始将一些临床试验外包给其他公司。这些公司被称为"合同研究组织"（contract research organization，简称CRO）。

随着生物医药行业的快速发展，CRO公司开始逐渐增多，并逐渐形成了完整的产业链。这些CRO公司为制药公司提供各种临床试验服务，包括试验设计、数据管理、统计分析、临床试验执行等。

73

随着科技的不断进步和临床试验要求的不断提高，CRO公司也开始不断改进和完善自身的技术和服务，并逐渐形成了更加专业和精细的分工。同时，监管部门也开始对临床试验的规范性和质量提出更高的要求，这也促进了CRO公司不断提高自身的专业能力和服务质量。

目前，CRO公司已经成为生物医药行业中的重要组成部分，为制药公司提供全方位的临床试验服务，同时也为监管部门提供更加规范和高效的临床试验监管方式。

二、合同研究组织的法律定位

CRO（合同研究组织）在法律定位上通常被视为一种提供临床试验服务的企业。它们与申办者签订合同，执行临床试验研究服务，与临床试验机构及研究者签署临床试验协议，并作为申办者的代理人执行部分临床试验工作。

CRO公司的法律定位通常是根据其与申办者之间的委托代理法律关系来确定的。在这种关系下，CRO公司承担部分临床试验工作，相应的法律行为由申办者承担。

三、合同研究组织职责

CRO（合同研究组织）在医药研发领域扮演着重要的角色，可以根据合同范围承担部分申办方的职责，主要可以承担的职责包括以下几个方面。

1.临床研究设计　CRO公司根据客户的研发需求，进行临床试验方案的设计和制定。这包括试验目标的确定、试验方法的选择、试验方案的设计、受试者的招募和管理、数据收集和分析计划的制定等。

2.合同管理　CRO公司与申办方签订合同，明确双方的权利和义务。合同管理包括对合同内容的理解、履行和监督，以确保临床试验按照合同约定进行。

3.试验实施　CRO公司受申办方委托实施临床试验相关工作，包括临床试验前的准备启动工作（如研究中心选择、项目立项、伦理审查资料的准备等）、试验过程管理和监督指导、试验完成后的中心关闭。

4.数据管理　CRO公司对临床试验数据进行有效地管理和分析。数据管理是临床研究的重要环节，需要确保数据的准确性和可靠性。

5.质量保证和质量控制　CRO需要制定、实施和及时更新有关临床试验质量保证和质量控制系统的标准操作规程，确保临床试验的实施、数据的产生、记录和报告均遵守试验方案、GCP和相关法律法规的要求。

6.研究结束 在试验结束后按照要求完成研究结束相关工作，如中心关闭、向药监部门递交临床试验报告等。

CRO公司在医药研发领域扮演着重要的角色，CRO的职责同申办方职责，承担着经申办方授权后的相关临床试验业务，通过专业的服务和支持，CRO公司高效推动医药研发的创新和发展。

第五节 现场管理组织

一、现场管理组织的历史

临床试验现场管理组织（site management orgnization，SMO）是随着临床试验行业的不断发展而逐渐形成的。以下是关于SMO历史发展的概述。

1.起源与初期发展 SMO的起源可以追溯到20世纪90年代末期，当时制药行业开始兴起并需要开展大规模的临床试验。为了更好地管理和协调这些试验，一些组织开始出现，它们被称为"临床试验组织者"（clinical trials organizers）。这些组织负责招募受试者、协调多个研究地点、确保试验的合规性和数据的准确性。

2.行业整合与标准化 随着临床试验行业的不断发展，SMO逐渐成为一种专业化的服务，提供包括试验设计、受试者招募、数据管理、质量控制等一系列服务。在这个阶段，SMO开始形成行业标准和操作规范，同时也出现了更多的专业培训和认证。

3.技术驱动的创新 随着科技的进步，SMO开始引入先进的技术和工具，如电子数据采集系统、远程监控系统等，以提高临床试验的效率和质量。此外，SMO也开始注重数据分析和挖掘，以便更好地理解和解释试验结果。

4.适应监管环境的变化 随着监管环境的变化，SMO需要不断更新和改进其操作规范和流程，以确保临床试验的合规性和质量。在这个阶段，SMO也开始注重与伦理委员会、监管机构和其他相关方的合作与沟通。

5.未来的挑战与机遇 随着人工智能、大数据等技术的不断发展，SMO面临着新的挑战和机遇。这些技术可以帮助SMO更好地分析和管理数据、提高试验效率和质量。同时，随着全球化和互联网的不断发展，SMO也将面临更多的国际合作和竞争。

总之，SMO的历史发展是一个不断演变和进步的过程。随着技术的不断革新和监管环境的变化，SMO将继续发挥重要的作用，为临床试验行业的发展提供支持。

二、临床研究协调员职责

临床试验现场管理组织（SMO）为研究中心提供CRC服务，CRC在临床试验的设计、执行和监督过程中扮演着重要的角色。在临床试验期间，CRC在获得PI的授权下，协助研究者进行非医学判定的相关临床试验工作。以下是CRC的主要职责。

1.受试者管理 协助研究者进行受试者筛选、入组的相关工作，如协助研究者存档国际功能分类系统（ICF）、收集整理受试者筛选相关病历/检查单等。

协助研究者进行受试者随访工作，如包括受试者随访的联系、随访注意事项的提醒，随访当天协助安排受试者各项检查、研究流程的执行、随访结束后收集受试者本次访视的检查单递交研究者审核等。

2.数据录入 按照项目要求，根据临床试验源文件完成数据的采集、整理、录入、质疑解答，为临床试验提供真实、完整的数据依据。

3.生物样本管理 协助研究护士做好采样包的准备，做好生物样本处理、冻存和寄送等工作。

4.研究药物管理 协助进行药物的转运工作。

5.研究文件管理 协助管理研究者文件夹，按照研究者文件夹目录要求，完成收集、整理工作。

6.研究物资管理 协助管理相关研究物资，如生物样本采集包、血样冻存盒、办公物资等。

7.影像管理 协助进行联系影像科刻录影像资料、上传影像至项目指定的影像系统。

8.受试者费用报销 协助按照临床试验方案及知情同意书要求，为受试者办理补贴及报销，包括临床试验相关检查费报销、交通费补贴、采血补贴等工作。

9.伦理委员会/临床试验机构沟通协调 协助研究者递交项目相关资料至伦理委员会、临床试验机构。

10.安全性信息管理 协助研究者递交SAE报告至申办方（如通过邮件形式），非死亡SAE，按照要求伦理委员会、临床试验机构要求递交相关机构，确保受试者的安全和权益得到保障。

11.其他　其他授权相关工作或协助研究者进行其他非医学判断类工作。

SMO公司在临床试验实施过程中扮演着重要的角色，临床试验质量永远是做出来的，其中部分工作需要CRC完成。SMO公司为研究中心提供合格的CRC人员，CRC在PI的授权下协助研究者进行非医学判断的相关工作，与研究者保持良好的沟通和合作，确保临床试验顺利开展，从而为临床试验高质量实施提供强有力的支持和保障。

参考文献

［1］高杨勇.X公司药物临床试验质量管理优化研究［D］.吉林：吉林大学，2020.

［2］曹烨，王欣，曹玉，等.我国研究者发起的临床研究管理现况调查与分析［J］.中国新药与临床杂志，2018，37（7）：6.

［3］李志光，梁宁霞，张馥敏，等.医学伦理委员会的发展历程、特点及思考［J］.江苏卫生事业管理，2011，22（4）：28-30.

第四章　临床试验机构管理

第一节　临床试验启动前准备工作

临床试验准备工作从项目开始立项至临床试验中心正式启动的阶段。此阶段会产生一系列重要的活动，包括完成项目管理计划这些重要的管理规范性文件，同时也要完成中心选择、方案讨论会议、伦理上会、协议签署及中心启动等。

一、获得国家药品监督管理部门的批准

国家药品监督管理局关于调整药物临床试验审评审批程序的公告（2018年第50号）规定，在我国申报药物临床试验的，自申请受理并缴费之日起60日内，申请人未收到国家食品药品监督管理总局药品审评中心否定或质疑意见的，可按照提交的方案开展药物临床试验。具体事宜参照公告要求。

二、选点访视

（一）选点访视的目的及意义

研究中心的选择是大样本多中心临床试验实施过程质量控制的关键环节，直接关系到试验的进展和质量，申办方/CRO（合同研究组织）、课题领导小组或负责单位必须对研究中心的选择进行严格把关。选点访视则可以通过问卷等形式筛查出符合试验设计要求的研究中心并估算出所需研究中心的数量。

（二）选点访视问卷通常包括的内容

选点访视的调研问卷一般需要调查研究中心的人员资质、患者资源、试验场地和设备、监查管理、保密性和试验文件认可度、伦理委员会流程、研究中心和机构办流程、试验计划及试验协议预算等方面的内容，可结合不同研究中心的实际情况进行调整或增减。

（三）选点访视问卷所包含内容通常由谁来回答、填写及填写的依据

选点访视的问卷需要根据其试验设计选择相应科室的研究者或研究团队的人员根据本研究中心的情况如实进行填写，如伦理委员会流程需要伦理委员会的人员填写或者在研究中心的官方网站或公众号进行搜索。

（四）选点访视的问卷例表

选点访视的问卷例表见表4–1、表4–2。

表 4–1 选点访视问卷例表 1

申办方	
方案名称	
方案编号	
研究产品名称	
中心名称	
调查提供的材料	□ 方案摘要 □ IB 和其他安全性信息 □ 中心实验室介绍 □ EDC 介绍 □ 其他： 是否理解以上材料，如有异议，请说明：

筛选调查事项	日期	研究中心人员（姓名和职位）
第一部分：人员资质评估		
第二部分：患者资源评估		
第三部分：试验场地和设备评估		
第四部分：监查管理评估		
第五部分：保密性和试验文件认可度		
第六部分：伦理委员会流程评估		
第七部分：研究中心和机构办评估		
第八部分：试验计划		
第九部分：试验协议和预算		

表 4-2 选点访视问卷例表 2

筛选调查事项	筛选调查问题
第一部分：人员资质评估	1. 主要研究者是否具备 GCP 证书？（如有，请填写最新的 GCP 证书时间和发证机构） 2. 研究人员 5 年内是否接受过 GCP 培训？培训为什么形式？ 3. 主要研究者是否有临床试验经历？（请填写临床试验年限和数量，并请提供 PI 简历） 4. 是否有组长单位的经验？（举例说明，例如国际多中心 III 期临床试验，适应证，入组例数、试验期限） 5. 作为参加单位，参与过的临床试验举例说明（举例说明，例如国际多中心 III 期临床试验，适应证，入组例数、试验期限） 6. 研究者参与过类似适应证的临床试验？ 7. 主要研究者是否具备充分的有资质的研究人员和充分的时间完成本中心的临床试验任务？ （请提供助理研究者和研究护士等团队人员数量） 8. 主要研究者是否具有院长或科主任的行政职务，是否有其他协会的领导职务？ 9. 研究者是否理解知情同意书的程序和要求？ 10. 研究者是否理解 SAE 的处理和报告流程？ 11. 研究者既往没有严重的 GCP 违背记录，可以从药政部门的监督检查信息，公司的内部合规记录处查阅
第二部分：患者资源评估	1. 是否具有门诊量 / 住院患者数据证明该中心具备足够的符合试验方案要求的患者资源潜力？ （请填写每月相关适应证患者平均门诊量和住院患者数量） 2. 本科室患者主要来源？（请填写患者来源外地还是本地） 3. 院内是否有其他科室可收治相同适应证的患者？（如有，请填写具体科室名称） 4. 研究中心是否建立研究适应证相关的患者数据库？（如有，请提供数据库患者数量） 5. 该中心是否有进行中或计划中的竞争性试验？（如有，请提供相关冲突试验的数量及其计划招募受试者数和期限） 6. 该中心是否有特殊的流程或政策或其他可能影响试验招募入组的因素？（如有，请说明） 7. 预计本试验筛选成功率？（请填写） 8. 研究者对于试验入组招募计划是否认可？（如不认可，给出原因） 9. 本中心是否可以用招募广告？（如可以，请提供可接受方式？例如，医院宣传栏、媒体或互联网等） 10. 根据本试验设计，PI 预计入组速度：_____例 / 月，预计完成受试者入组时间_____；是否有入组 / 随访困难，如有需说明

筛选调查事项	筛选调查问题
第三部分：试验场地和设备评估	1. 研究中心是否有合适的场地用于临床试验受试者随访和医学检查？ 2. 科室是否有专门用于研究产品的存储空间？ 3. 科室是否有研究产品管理专员？是研究者还是研究护士？ 4. 研究中心是否有中心药房统一管理临床试验用药？ 5. 研究中心是否有药品接收 / 分发 / 回收的管理流程，并符合本试验要求？ 6. 研究中心是否有适合研究产品对应的温度监控设备？ 7. 方案规定的检查设备是否具备必要的检测资质证明和维护记录？ 8. 医院的中心实验室是否具备合格的室间质控证明，并符合方案的基本要求？ 9. 中心是否具备试验生物样品管理和转运的设备和场所，并符合方案要求？ 10. 该中心是否具有符合 GCP 要求的试验文件及临场相关物品的存储空间和管理制度？ 11. 试验文件存储房间是否有专人管理？ 12. 医院电子病历记录的修改是否留有修改轨迹和电子签名？最终保存形式？是否符合研究方案的要求？CRA 或申办者代表是否可以方便地获取和查阅？ 13. 如有其他方案特殊要求的检查或诊疗规定，是否已经评估并符合要求？
第四部分：监查管理评估	1. 中心是否有便利的场所供 CRA 进行日常的临床监查？ 2. 中心的无线网络信号是否满足移动办公的要求，例如 EDC 或其他 CTMS 登录？ 3. 可否接受申办者或 CRO 直接执行或委派第三方执行的稽查？ 4. 是否有传真机及线路用来报告 SAE？
第五部分：保密性和试验文件认可度	1. 在给研究者提供试验文件之前是否已经签署保密协议？ 2. 研究者是否认可本试验方案，并具有参加意愿？ 3. 研究者是否已经审阅 IB 或其他药物安全性信息，并接受研究药物的疗效 / 安全性？ 4. 是否认可参与本试验的出版政策和安排？（必要时） 5. 研究者对于方案中特殊规定的操作流程是否表示理解和配合？（必要时）
第六部分：伦理委员会流程评估	1. 伦理委员会开会频率？ 2. 该中心的伦理委员会的上会频度是否满足试验的启动计划要求？ 3. 提交伦理资料时限要求？ 4. 上会后多长时间获得伦理批件？ 5. 伦理委员会是否具有快审流程？如有，请提供快审的时限？ 6. 是否可以接受中心伦理？
第七部分：研究中心和机构办评估	1. 研究中心是否为药政监管部门认证的药物临床试验机构？ 2. 认证专业是否包括本试验方案规定的适应证？ 3. 本中心是否接受过 NMPA 或其他国家的药政部门检查？请提供具体信息。 4. 在本中心开展新试验的流程和注意事项？（要有说明，或附上机构文件） 5. 该中心遗传批件申请的流程、盖章时限要求？ 6. 研究中心是否可接受申办者或 CRO 委派的 CRC？如可以，合同签署方式？如不接受，是否有备选公司？

续表

筛选调查事项	筛选调查问题
第八部分：试验计划	1. 是否与研究者讨论受试者招募计划，包括整体和本中心计划招募数量、入组速度、FPI/LPLV 等？ 2. 研究者是否认可受试者招募计划？（如不认可，请说明）
第九部分：试验协议和预算	1. 研究者对试验预算是否表示认可？（如不认可，请说明） 2. 本中心是否可以使用申办者或 CRO 公司的协议模板？（如否，请说明） 3. 研究中心是否需要提前审核试验协议？ 4. 研究中心签署研究协议的预计时间？请说明

三、临床试验方案及需要递交伦理的其他重要资料

在进行临床试验机构立项和伦理立项之前，需要完成临床试验方案、研究者手册、药检报告、知情同意书、病例报告表、招募广告、日记卡等定稿工作，如申办方、CRO和检测实验室三方或任何一方含有外资成分则需获得国家人类遗传办的批准。

（一）临床试验方案

临床试验方案是阐明一项临床试验的目的、设计、方法、统计学考量及组织的文件，由申办方主要负责、与研究者共同讨论并获得伦理委员会批准后实施；临床试验方案需要有足够的措施确保受试者安全、必须在充分分析药物对于受试者及未来患者的可预见风险和获益后才能决定是否开展研究。研究方案应明确规定入选/排除标准、停止试验药物治疗的标准以及定期开展研究访视和定期开展实验室及相关检查，规定研究期间识别、监测和报告安全性问题的程序和系统（如收集的不良事件、严重不良事件、特别关注的不良事件等安全性信息的范围以及分析评估后加速报告药品监管机构、研究者及伦理委员会的要求等）。ICH-GCP中建立了临床试验方案的模板，纲领性规定了临床试验方案需要包括的内容。美国食品药品管理局（Food and Drug Administration，FDA）遵循ICH-GCP建议的模板，在此基础上，2017年4月美国国立卫生研究院（National Institutes of Health，NIH）和FDA共同开发了一份临床试验方案模板为NIH自助的研究者提供指导和示例文本，供需要新药临床试验申请（investigational new drug，IND）或医疗器械临床试验豁免申请（investigational device exemption，IDE）的 Ⅱ/Ⅲ 期临床试验使用。这个模板并不是强制性的指导意见，研究人员可以参考模板内容但并不要求完全一样。2018年11月ICH管理委员会采纳了M11统一结构的电子临床方案、旨在提供全面详细的临床方案结构，包括必须及可选部分的标准化内

容。我国已成为ICH成员国，2020年由国家药品监督管理局和国家卫生健康委员会联合发布更新的《药物临床试验质量管理规范》于2020年7月1日生效，其中第六章明确要求了临床试验方案应该包含的内容。

（二）研究者手册

研究者手册（investigators brochure，IB）是关于试验药物的药学、非临床和临床资料的汇编，由产品开发公司负责撰写及更新维护，目的是向研究者和参与临床试验的其他人员提供试验用药品临床前、临床中的研究数据和信息，帮助研究者理解试验方案中的诸多关键要素如方案设计及要求、剂量、用药频率/间隔、使用方法、安全性监控的要求等，同时对临床研究中的受试者进行临床观察提供支持。IB的信息应以简洁、客观、非商业推广的形式呈现，使临床医生或潜在研究者能够对临床研究的获益-风险进行评估和判断。申办者需要至少每年一次审阅IB并决定是否需要更新，并根据产品的研发阶段及新数据的产生决定是否进行更频繁的更新。申办方应确保将最新版的IB提供给研究者，研究者负责将最新版IB提供给相关负责的伦理委员会。

（三）知情同意书

申办者负责撰写和向监管机构提交符合法规要求的具体临床试验的知情同意书，并根据实际情况及时更新知情同意书；伦理委员会主要负责知情同意书内容的审核和批准，而知情同意的文本及过程审查是伦理审查的重点。

就申办者及研究者而言，从现有问题出发，增强相关法律法规内涵理解，在目前知情同意书的内容框架标准基础上，进一步细化其文本逻辑内涵和价值表达，注重以受试者视角思考，确保"信息、理解、自愿"三要素公平公正性的充分体现，是解决现有知情同意书撰写问题的根本。

（四）招募广告

招募广告的撰写需要有吸引力、同时避免夸大其词或诱导受试者参与，内容应详略得当、对招募条件中的医学术语做出明确注释、增加研究者及试验项目的背景，避免研究信息过于繁杂或研究信息不充分等情况发生。

四、研究中心的机构立项、伦理审批

需要根据不同的研究中心药物临床试验机构和伦理委员会的办事流程进行机

构立项及伦理审批。具体流程基本从各个机构或者伦理网站均可获得。

五、人类遗传资源申报

人类遗传资源含人类遗传资源材料及人类遗传资源信息，其中人类遗传资源材料是指含有人体基因组、基因等遗传物质的器官、组织、细胞等遗传材料，人类遗传资源信息是指利用人类遗传资源材料产生的数据等信息资料。

人类遗传资源对于探索疾病机制、制定干预策略、认识生命本质、促进人类健康等都具有重大意义。由于我国是多民族的人口大国，拥有独特的人类遗传资源优势，如何有效进行管理至关重要。

我国全面系统地依法推行人类遗传资源管理始于1998年第一个法规性政策文件《人类遗传资源管理暂行办法》出台；2015年颁布《人类遗传资源采集、收集、买卖、出口、出境审批行政许可事项服务指南》，将涉及国际合作的临床试验纳入审批管理，要求申办方、CRO和检测实验室三方或者任何一方若含有外资成分，均需要办理人类遗传办批件；2017年为获得相关药品和医疗器械在我国上市许可、利用我国人类遗传资源开展国际合作临床试验，科技部制定了优化审批流程，顺应了人类遗传资源加快审批流程的需要；2019年颁布《中华人民共和国人类遗传资源管理条例》，进一步细化了针对人类遗传资源出口、出境的审批制度及法律权责的处罚；2020年发布中国人类遗传资源管理办公室关于对部分行政审批项目实施简化审批流程的通知、关于进一步优化人类遗传资源行政审批流程的通知，并颁布《中华人民共和国生物安全法》，将对人类遗传资源的管理和保护首次上升至国家法律层面，而《中华人民共和国刑法修正案（十一）》的通过也将非法采集人类遗传资源、走私人类遗传资源材料罪列入刑法、进一步严格规范了我国人类遗传资源的管理。2023年6月发布，《人类遗传资源管理条例实施细则》，7月1日正式实施。

六、主协议或合同的签署

临床试验合同一般存在多种类型，包括主合同、CRC合同、人遗办合同、补充合同等，本节仅对主协议的签署进行详细阐述。

药物临床试验主合同是为开展一项药物临床试验，由申办者和（或）合同研究组织（CRO）与临床试验机构及研究者之间专门针对药物临床试验项目等特定任务所签订的技术服务合同，属于法律文书，合同中的内容将作为判定相关方各自需承担责任、权利和义务的法律依据。

　　主合同根据合作的主体和授权的内容可以签署两方合同（申办者与临床试验机构或者CRO与临床试验机构）及三方合同（申办者、CRO和临床试验机构）。

　　2020年版《药物临床试验质量管理规范》第四十条对申办者与研究者和临床试验机构签订的合同内容做了更为明确的规定："申办者与临床试验机构签订的合同，应该明确试验各方的责任、权力和利益，以及各方应当避免的、可能的利益冲突。合同试验经费预算应当合理，符合市场规律。申办者、研究者和临床试验机构应当在合同上签字确认。合同内容应当包括：在临床试验的实施过程中遵守本规范及相关的临床试验的法律法规；执行经过申办者和研究者协商确定的、伦理委员会同意的试验方案；遵守数据记录和报告程序；同意监查、稽查和检查；临床试验相关必备文件的保存及其期限；发表文章、知识产权等的约定"。

　　主协议或合同框架应包含以下信息。

1.合同各方基本信息和项目基本信息

2.试验各方职责、权力和利益

　　（1）申办者的职责　　是临床试验的发起者、组织者和监督者，对临床试验全过程负责的主体责任者，在临床试验不同阶段的关键控制点应承担特定的义务，如提供临床试验开展所需的文件资料、物资和试验用药物及试验经费，派遣或委托合格的监查员对试验的质量进行监查，承担受试者与临床试验相关的损害或者死亡的诊疗费用及相应的补偿等。如合同的一方主体是CRO，CRO的职责视申办者与CRO之间的授权内容而定。无论申办者是否委托CRO负责本临床试验的开展，申办者都需要根据相关法律法规承担本临床试验的全部申办者责任。

　　（2）研究者的职责　　明确研究者是实施临床试验并对临床试验的质量和受试者的安全和权益的直接责任者。研究者的责任涵盖"须熟悉申办者提供的试验方案、研究者手册、试验药物相关资料信息，对受试者执行充分的知情同意，保证试验用药物的规范使用，承担所有与临床试验有关的医学决策责任及确保临床试验数据的真实、完整和准确记录"等内容。

　　（3）各方权利　　指临床试验实施过程中在一定的条件下各方可做出的决定和措施，如"发现研究者有违反临床试验方案或GCP规定的事件，申办者有权予以指出并要求研究者纠正，研究者不予纠正则申办者有权暂停临床试验机构的该项目的入组，拒绝支付临床试验经费"，"当研究者认为继续进行临床试验将给受试者带来不可接受的风险或违背已被接受的临床实践，研究者应及时书面通知申办者，且有权暂停/终止入组"等。

　　（4）对临床试验数据、结果及发明的所有权和使用的规定（知识产权、成果归属与分享）

（5）临床试验责任保险、受试者损害或死亡的补偿或赔偿。

3.试验经费的预算与支付方式　临床试验合同必须覆盖临床试验所有开支，含临床试验检查检验等成本费、受试者营养/交通补贴、研究者观察费、管理费、税费及各试验机构要求合规的经费。根据具体付费项目和预计入组例数拟定合同预算，列清明细和金额。

4.合同期限、修订与终止

5.监查、稽查及药品监督管理部门的检查

6.数据的记录和必备文件的保存　合同中须明确资料保存是否收费、保存期限、到期后续存/转移/销毁的方式和费用等事宜。

7.试验物资的提供、使用与归还

8.不可抗力及违约责任

9.管辖法律与争议解决

10.其他约定内容　具体可以参考《肿瘤药物临床试验合同框架与关键条款专家共识》。

七、召开研究中心临床试验启动会

研究中心的启动会只有在伦理批准、协议签署等工作完成后才能进行，通常情况下，中心启动前需要内部批准、相关物资和系统，如电子病历报告表（EDC）运行、实验室相关物资到位、药物申请并运输至中心等准备工作完成后，进行中心启动会议的预约。

（一）临床试验物资及药物准备到位

临床试验物资包括临床试验方案、CRF、EDC/IWRS运行正常、知情同意书、研究者手册、实验室手册、药品管理表格、受试者筛选入选表、受试者鉴认代码表、服药日记卡（如适用）、生活质量问卷（如适用）、应急信封或盲底交接记录表、标本采集盒等；按照临床试验药物申请流程将临床试验药物及相关文件资料运送至研究中心入库并填写交接记录。

（二）召开研究中心临床试验启动会

与研究中心的研究者预约启动会时间，协助主要研究者组织研究团队相应成员参加，包括研究者、研究护士、CRC、临床护士、临床试验药物管理员，必要时通知病理科医生及影像科医生等。

启动会上通常由申办方代表、CRO公司代表或监查员对前期研究数据、临床试验入选和排除标准、临床试验流程、不良事件及严重不良事件的判断处理和记录、药物的管理、疗效判断等操作方面的细节问题做介绍，并进行现行GCP及相关法规知识和临床试验运行管理制度的培训，对相应人员进行CRF填写及其他与该项临床试验相关的特殊技能或技术培训。对于启动会中提出的问题要做好记录并跟进答复。中心启动会中的培训资料、培训签到表、问题及答复等文件要保留到研究者文件夹中以备查阅。

（三）做好研究中心人员的分工和授权

临床试验一经启动，宜于当日完成授权事宜，主要研究者要根据国家医疗卫生法律法规及GCP要求按照人员资质对应进行授权；申办方的启动专员或监查员应有针对性地与研究团队成员进行方案环节的培训和讨论实施细节。

参考文献

［1］王金霞.临床试验项目准备及启动阶段的时间管理［J］.上海医药，2019，40（15）：72-74.

［2］戴国华，张伯礼，郭治昕，等.大样本多中心临床试验协作单位的选择［J］.中国临床药理学与治疗学，2006，11（6）：717-720.

［3］何林健，张象麟.药物临床试验机构选择影响因素分析［J］.中国药事，2020，34（1）：5-16.

［4］智会静，詹骁靖，李浩等.新药临床试验期间药物警戒和风险控制研究二：临床试验方案、研究者手册和知情同意书监管要求研究［J］.中国药事，2022，36（6）：624-629.

［5］王辉，王永庆，李天萍，等.药物临床试验合同协定内容要点分析［J］.中国药业，2020，29（24）：6-9.

第二节　受试者招募及知情同意

一、受试者招募

受试者招募是临床试验中一个非常重要的环节，也是一项具有挑战性的工作。能否招募到足够数量的符合试验要求的受试者对象将会对试验质量产生重要影响，也是影响试验进度的重要因素。临床试验受试者招募经常遇到困难导致招募进度迟缓或停滞不前，以致临床试验样本量没有达到预期目标，甚至有因受试者招募不足试验被提前终止的情况。为了实现目标样本量，研究者需要使用多种招募策略以增加受试者数量。

常见临床试验招募方式及其利弊分析如下。

（1）医生推荐　即从临床医疗过程中直接招募，第一种情况患者的主诊医生为临床试验的研究者，确定该患者符合试验要求，推荐患者参加临床试验；第二种情况为患者的主诊医生不是试验的研究者，询问患者意愿后与研究者联系纳入该患者。

（2）公开招募　一般而言，主要以广告页、海报、传单等公开方式邀请受试者参加临床试验。公开招募信息发布可以通过电视、电台、报纸、网络；海报或传单可以在候诊室、休息室或医院大楼入口处等使用；需要注意招募广告的撰写需要有吸引力、同时避免夸大其词或诱导受试者参与，内容应详略得当、对招募条件中的医学术语做出明确注释、增加研究者及试验项目的背景，避免研究信息过于繁杂或研究信息不充分等情况发生。公开招募的形式以及招募广告的具体内容应该通过所在研究中心的伦理委员会审批。

（3）知名专家电视健康咨询或公益性健康宣讲时进行招募宣传。

（4）社区义诊专家咨询会（适用于入组很困难的试验）进行招募。

（5）邮件招募　研究者有针对性地发送邮件给目标人群邀请其参加临床试验。

这些常见的招募方式各具利弊，它们殊途同归，最终目的均在于实现受试者的有效招募。可以根据不同的临床试验的特点选择不同的招募方式及组合、制定合适的招募计划并实施，在保证招募质量的前提下加快招募的速度以期更好更快地招募到足够数量的合格受试者。

二、知情同意及知情同意书

知情同意指受试者被告知可影响其做出参加临床试验决定的各方面情况后，受试者自愿确认同意参加临床试验的过程。该过程应当以书面的、签署姓名和日期的知情同意书作为文件证明。研究者须向受试者说明试验性质、试验目的、可能的受益和风险、可供选用的其他方法，使受试者充分了解后表达同意。基于对全面真实信息的充分理解上的自愿是知情同意的根本。

研究者负责在临床试验期间保护受试者的权利、安全和利益，应该从受试者视角，将受试者参与的全流程各环节用通俗的语言予以描述以帮助受试者充分获取真实信息并在理解的基础上实现真实的自愿选择。研究者获得可能影响受试者继续参加试验的新信息时，应当及时告知受试者或其监护人，并做相应记录。

随着电子信息技术的发展，知情同意的签署形式，从传统的"文本＋告知"模式向电子化、视频化等多元化方式转变。电子知情同意以其信息传递的多样性和直观性，显著降低了患者或参与者知情同意书内容的难度，因此得到了越来越广泛的采纳和应用。2016年FDA将电子知情同意定义为：有可能使用多种电子媒介包括文本、图表、音频、视频、收听广播、互联网、生物识别设备和读卡器的电子系统及流程以传达与试验相关的信息并获得和记录知情同意的过程。相较于传统的纸质知情，电子知情可以改变信息的展现形式和与医生沟通的媒介，在一定程度上降低了研究者的工作量。电子知情同意允许个人或其法定代理人远程同意，这对潜在受试者或法定代理人来说可能更快、更方便。

目前电子知情同意作为新的探索形式，可以考虑在低风险的研究中实施或在中高风险的临床研究中作为知情同意过程的辅助材料以改善并增强对书面知情同意书的理解程度。

然而，无论知情同意以何种形式发展演变，有关知情同意的核心要素"信息、理解、自愿"自始而终须贯穿其中。

参考文献

[1] 王天琪，杨静雯，屠建锋等.不同招募方式对针灸临床试验中受试者的影响和思考 [J].现代中医临床，2019，26（1）：58-61.

[2] 文玲子，杨宇飞，许云.基于临床试验受试者招募过程分析及建议 [J].中医杂志，2020，61（21）：1888-1893.

[3] 吴薇，年宏蕾，李天佐.药物临床试验知情同意书伦理审查意见分析 [J].医药导报，2021，40（8）：1141-1145.

[4] 乔雯俐，王思洁，赵心清等.电子知情同意的发展现状与伦理审查要点分析 [J].中国医学伦理学，2022，35（2）：175-189.

第三节 临床试验访视管理

一、临床试验从实施至结束

(一)受试者访视相关事宜

在临床试验方案中，专门描述有"流程图"（图4-1），它如同方案的路标，将受试者在每个时段要做的事情清晰地罗列，可以说是CRC日常工作中最常用的方案部分。

研究日[a] (时间窗)[b]	筛选 (-28天)[b]	治疗												治疗结束/终止[d]	EOT评估[e]	随访[f]
		第1周期					第2周期		第3周期			第4周期-6		末次给药后30(±5)天	第6周期第1天或末次给药后6~8周	
		D1[c]	D2	D3	D8(±1)	D15(±2)	D1(±2)	D2(±2)	D1(±2)	D2(±2)	D15(±2)	D1(±2)	D2(±2)			
知情同意[g]	x															
人口统计学数据	x															
一般病史和基线状况	x															
合并用药[h]	x	x	x	x	x	x	x	x	x	x	x	x	x	x		
不良事件[i]	x	x	x	x	x	x	x	x	x	x	x	x	x	x	x	x[j]
ECOG PS	x														x	x
IPI	x															
全面体格检查[j]	x															
针对性体格检查[k]		x					x		x			x			x	x
生命体征	x	x					x		x			x				
身高、体重和BSA[m]	x	x					x		x							
12导联ECG	x								x							
FACT/GOG-NTX[n]		x					x		x			x		x		x (每3个月1次)
临床缓解评估[o]	x								x	x		x		x		x
PET-CT扫描[p]	x[q]											x		x		(x)[r]
利妥昔单抗		x					x		x							
Polatuzumab vedotin 或安慰剂			x				x		x							
苯达莫司汀[u]			x	x			x	x	x	x		x	x			
血液学[v]	x	x					x		x			x		x	x	x
血清生化[w]	x	x		x	x		x		x			x		x	x	

图 4-1 流程图

(二)访视日程安排

参照"流程图"，受试者完成试验筛选后，如果符合试验的入组标准，不符合试验的排除标准，将进入用药随访阶段，研究者也将按照方案要求完成各种数据的采集。受试者进入这个阶段后，CRC可以利用办公软件（如EXCEL）、电子日历备忘录、纸质办公小秘书等辅助工具制作出每一位受试者的日程安排，如哪天用药、哪天采常规血、哪天采试验血、哪天行治疗评估性检查，节假日如何安排等等，同时也可将"流程图"转化成受试者容易辨识、方便使用、可随身携带的"访视日程表"（表4-3），这样受试者也会很清楚地知道自己入组临床试验后的各项安排，做到心中有数，以便更好地配合临床试验完成数据的采集。

表4-3　访视日程表

日期	项目	备注	预约门诊时间
筛选（用药前14天周完成）	知情，头MRI，颈、胸、腹盆CT，骨扫描、心电图血常规、尿常规+镜检、便常规+潜血、血生化+血脂肪酶+血淀粉酶+游离FT$_3$+FT$_4$+TSH+C-反应蛋白+IGG、A、M+补体C3（7天内的结果）、凝血功能筛查试验、感染筛查（4周内的结果）、流式5项、妊娠试验（育龄期妇女）	需增加的CT：	
核对入排			
C1D1多次给药（/）	用药前、结束后即刻、0.5H、2H、6H、12H、24H（第2天）、48H（第3天）、96H（第5天）、168H（第8天）	用药结束时间：	
C1D15	血常规、尿常规+镜检、血生化+淀粉酶+脂	抽血日期：	

二、不良事件的收集及应对

（一）不良事件的定义及要素

不良事件（adverse event，AE）是指受试者接受试验用药品后出现的所有不良医学事件，可以表现为症状体征、疾病或者实验室检查异常，但不一定与试验用药品有因果关系。药物临床试验中，对于不良事件与试验药物的相关性进行评估与判断是药物临床安全性研究评价与风险控制中非常重要的一个环节。在每一个方案中，均对不良事件有清晰的描述，但不同的方案会有不同的不良事件的收集时限，如有些试验方案要求收集自患者签署知情同意书后发生的任何不良医学事件，再如分子靶向药物收集至末次用药30天，免疫制剂收集至末次用药90天。

针对不良事件的收集，首先要明确它的几大要素，即名称、分级、开始时间、转归或结束时间、相关性，是否给予干预。这里，我们不得不说到不良事件的法宝，《常见不良事件评价标准》（common terminology criteria for adverse events，CTCAE）。CTCAE有多个版本，如V3.0，V4.0，V4.03，V5.0，因此在收集不良事件相关信息时，一定要确认方案中所使用的具体版本。通常不良事件的名称命名来自CTCAE，但当CTCAE上没有研究者认为的不良事件的名称时，研究者可根据临床实际情况来命名。分级在CTCAE中为1~5级分类。不良事件的转归有痊愈（痊愈有后遗症、痊愈无后遗症）、缓解、持续、加重、死亡、未知等。而有关不良事件与试验用药品之间的相关性判断，每一个方案所采取的计分法会有所不同。如二分法（相关、不相关）、五分法（肯定相关、很可能相关、可能相关、可能无关、不相关）、六分法（肯定相关、很可能相关、可能相关、可疑相关、待评价、无法评价/判断）、七分法（可能相关、很可能相关、可能相关、可疑相关、不相关、待评价、无法评价/判断）。为了更好地开展药物临床试验期间安全性研究与风险管理工作，进一步明确相关技术标准，CDE也组织起草了《药物临床试验不良事件相关性评价技术指导原则》，经工作组及中心内部讨论，已形成征求意见稿。因此在进行具体的临床试验操作时，CRC一定要提醒研究者方案中所采用的CTCAE版本及不良事件的相关性分法，避免研究者在进行不良事件判断时，用错版本，相关性判断产生描述性错误。

近十年，我国的临床试验事业发展迅猛，治疗决策从单一走向多元，治疗方案也从一种到多种药物的联合，因此有关相关性的判断也变得复杂难辨。在多药联合的临床试验中，CRC要提醒研究者在进行不良事件相关性判断时，需分别判断，如和A药相关、和B药不相关或两药均相关等。同时，随着免疫治疗时代的到来，免疫相关不良事件不容小觑，在神秘的人体免疫系统面前，我们感叹我们认知的不足，在做每一项临床试验时，都要心存敬畏之心。针对免疫治疗的临床试验，研究者还需进一步判断与试验用药品相关的不良事件是否为免疫相关不良事件。目前，是否为免疫相关不良事件，尚无可参考的评判指南。有的申办方和（或）研究者认为，如果试验用药品仅为单一的免疫制剂，则药物相关不良事件即为免疫相关不良事件，但也有持不同意见的申办方和（或）研究者。如果试验用药品为免疫制剂联合靶向药物治疗，则申办方多数会尊重研究者有关免疫相关不良事件的判断。

（二）严重不良事件

严重不良事件（serious adverse event，SAE），是指受试者接受试验用药品后出现死亡、危及生命、永久或者严重的残疾或者功能丧失、受试者需要住院治疗或者延长住院事件以及先天性异常或者出生缺陷等不良医学事件。同不良事件一样，其具体定义（如某些住院可以不归为SAE）及收集时限在方案中均有清晰的描述。其信息收集的几大要素也同于不良事件。所不同的是其须在研究者获知24小时内报告。2020年版《药物临床试验质量管理规范》实施后，研究者在获知SAE 24小时内向申办者书面报告，不同研究中心对于向本中心伦理委员会上报的时限要求可能会有不同。涉及死亡事件的报告应向申办方和伦理委员会提供其他所需的资料，如尸检报告和最终医学报告。

（三）可疑且非预期不良反应

可疑且非预期不良反应（suspected unexpected serious adverse event，SUSAR）指临床表现的性质和严重程度超出了试验药物研究者手册、已上市药品的说明书或者产品特性摘要等已有资料信息的可疑且非预期的严重不良反应。申办者需要收集同一药物来自不同研究项目中的安全性信息，并从总体上对研究药物的安全性进行评价。评价分析后，符合SUSAR定义的，须将SUSAR快速报告给所有参加临床试验的研究者及临床试验机构、伦理委员会，同时申办者还应向药品监督管理部门和卫生健康主管部门报告SUSAR。致死或危及生命的非预期严重不良反应，申办者在获知后首次7天内上报，并在随后的8天内报告、完善随访信息；非致死或危及生命的非预期严重不良反应，申办者在首次获知后15内报告。申办者获知的当天为第0天。

（四）特殊关注的不良事件

特殊关注的不良事件（adverse events of special interest，AESI）包括严重或非严重，是有关于申办者产品或项目的一类在科学和医学上需要关注的事件。这些事件需要进一步研究以了解其特性，根据事件的性质，申办者也需要和其他相关部门（如监管部门）进行快速沟通。AESI会依据申办者不同的试验用药品而有所不同。

（五）妊娠事件

妊娠事件按照ICH及相关法规要求，除不良事件外，申办者尚需收集妊娠事件。因此在试验方案中，会要求报告受试者或其配偶（包括异性伴侣）是否有妊娠事件发生，报告时限同严重不良事件，并且需要随访至妊娠结局（如妊娠终止、分娩）。

（六）临床试验不同阶段不良事件收集的侧重点

从临床试验的Ⅰ期~Ⅳ期，完整、准确地收集不良事件都是重中之重，这直接关系到药品说明书的完善，也关系到无数受试者和试验用药品上市后广大用药患者的安危。在临床试验的不同阶段，所收集的不良事件侧重点不同。如Ⅰ期临床试验中药物首次人体、剂量爬坡阶段，我们主要观察药品的剂量限制性毒性，药品在人体中是否存在最大耐受剂量，其次才是探索药品的有效剂量，为Ⅱ期的推荐剂量做准备。所谓剂量限制性毒性（dose limited toxicity，DLT），即为出现在剂量递增阶段的首次给药直至首次给药后第 N 天的末次剂量之间的，或首次给药至第二个周期之间的，经研究者判断可能或肯定与研究药物相关的≥3级的不良事件。最大耐受剂量（maximum tolerated dose，MTD）定义为在DLT观察期间，一个剂量组的6例可评估受试者中有≤1例发生DLT的最高剂量。目前方案中定义的剂量限制性毒性多为干预后仍不可控的研究者考虑与试验用药品相关的Ⅲ、Ⅳ级毒性。而Ⅳ期的试验，则主要收集与药物相关的不良事件或严重不良事件。

（七）CRC协助研究者收集、整理不良事件

CRC在临床试验中如何协助研究者尽量完整、准确地收集不良事件。首先，整理研究者对于受试者基线的症状、体征、异常检查及化验的评估，为病史或无临床意义，有临床意义及分级；其次，了解试验用药品在既往临床试验中出现的不良事件，哪些考虑与药物相关，哪些考虑与药物无关；然后，和受试者、研究者保持时时沟通，在受试者未进行来院访视时，CRC作为受试者和研究者之间的桥梁，要及时将受试者的不适主诉转告研究者，并将研究者的意见转告受试者，必要时研究者直接和受试者进行沟通，在受试者进行来院访视时，告知研究者评估受试者及相关检查化验单，整理这一段时间受试者出现的与基线不同的或较基线加重的症状、体征及异常的检查化验单，交与研究者及时进行医学评估判断，同时提醒研究者方案中有关不良事件为几分法及对应的词语，待研究者完成本周期不良事件的医学判断后，再次进行整理，如同整理受试者基线期相关症状、体征、检查化验单一样。如此，每个周期及时完成每个周期不良事件的收集与整理。

在这个过程中，CRC会面临不同级别不良事件的应对，要对分级标准应用熟练，能够快速准确地查阅出不良事件的分级，以便研究者及时作出判断及处理。在协助研究者进行不良事件的收集与整理过程中，CRC也可以利用辅助工具避免研究者出现不良事件相关性判断的反复波动，也可以帮助研究者对受试者出现的不良事件有完整的把控（表4-4）。

表 4-4 患者实验室检测及心电图检查 AE 前后判断参照表

受试者姓名缩写_____ 编号_____

AE ＼ 分级　日期	基线										

三、合并用药及治疗

合并用药（conomitant medications）是指临床试验期间使用的其他非试验用药品和对照药的其他药物。在临床试验方案中，会对允许的伴随用药或伴随治疗、慎用药或治疗、禁用药或治疗有清晰的描述。

CRC要告知受试者，无论其在院外或本院其他科室门诊就诊，还是住院就诊时，一定要告知就诊医生他目前接受的试验药物治疗，哪些药可以用，哪些药不可以用，并将就诊信息及病历及时告知我们，以便研究者及时作出判断。我们要针对受试者因非临床试验产生的门诊用药及住院用药进行整理，包括药品名称、规格、用法用量、用药开始时间及结束时间，而用药原因则需研究者根据具体的不良事件进行描述。

四、计划外访视

通常指受试者因不良事件导致的非访视日程安排的检查或治疗。计划外访视的检查通常由研究者评估决定，CRC需协助收集不良事件，合并用药及治疗。

五、治疗终止访视

受试者在临床试验过程中，会因为各种原因终止试验药物治疗。终止治疗的标准会在试验方案中明确描述，受试者符合其中一个标准即终止治疗，进行治疗终止访视。通常治疗终止访视参照临床试验访视流程图完成相关的检查，并收集不良事件、合并用药，采集相关的试验标本。如为口服药临床试验，则同时回收受试者剩余试验药物。

六、安全性随访

受试者终止治疗后仍需关注受试者的不良事件状况，随访受试者既往试验用药品相关不良事件的转归。安全性随访的时间根据试验用药品的性质不同而不同，如肿瘤靶向药物试验，通常末次用药后28左右进行安全性随访，而肿瘤免疫抑制剂则需随访至结束治疗90天。安全性随访的内容通常为血液学相关检查。

七、生存随访

根据临床试验方案的要求，受试者结束安全性随访后，进入生存随访期。随访频率通常为12周或每三个月一次。随访内容包含生存状态及后续采取的治疗措施。随访截止至患者死亡，或依据方案要求随访至新的治疗开始。

八、病例报告表相关事宜

（一）病例报告表的定义

病例报告表（case report form，CRF）指按照试验方案要求设计，向申办者报告的记录受试者相关信息的纸质或者电子文件，电子CRF也称EDC。

（二）CRF填写与修改

CRC由PI授权进行CRF的填写与修改，在填写CRF时，应接受申办者相关的培训，按照申办者提供的指导说明填写和修改CRF，确保数据准确、完整、及时录入，如为纸质CRF，还应保证数据清晰可辨。同时CRF中的数据应当与源文件保持一致，若存在不一致应当作出合理解释。CRF中的数据修改，应有据可循，且修改日期应在源数据产生之后，并使初始记录清晰可辨，保留修改轨迹，修改者签名并注明日期。

（三）数据库锁定

由主要研究者、项目经理、统计分析人员和数据管理人员确定所有需要收集进入EDC的数据录入完成并清理完毕，全部外部数据/SAE一致性比对完成且比对过程中的问题得到解决，医学编码工作全部结束，SDV工作已全部完成，PI签名全部完成后，共同批准数据库锁定申请表，数据管理人员进行数据库锁定。数据库锁定后，数据仅可用于查看，不可录入或修改。

九、协助监查、稽查及药监部门的核查

监查指监督临床试验的进展，并保证临床试验按照试验方案、标准操作规程和相关法律法规要求实施、记录和报告的行动。稽查指对临床试验相关活动和文件进行系统的、独立的检查，以评估确定临床试验相关活动的实施、试验数据的记录、分析和报告是否符合试验方案、标准操作规程和相关法律法规的要求。核查，指药品监督管理部门对临床试验的有关文件、设施、记录和其他方面进行审核检查的行为，核查可以在试验现场、申办者或者合同研究组织所在地以及药品监督管理部门认为必要的其他场所进行。

临床试验的质量保证需要研究中心、申办方、CRO和SMO的共同努力。小的如CRA常规监查、数据溯源、申办方或第三方稽查，大的如国家药监局核查中心的现场核查、FDA的核查等，都少不了CRC的身影。CRC是文件夹的搬运工，也是数据的搬运工。他们协调CRA与研究者针对临床试验相关问题的沟通，协调申办方或第三方稽查的科室流程的访问，回答现场检查中有关CRC工作范畴内的问题。

十、研究结束或提前终止

研究结束通常是指末例受试者最后一个统计分析数据点的日期、安全性随访的日期、所有受试者死亡、撤回知情同意或失访，由于特定原因需提前终止，以先发生者为准。

研究提前终止的原因可能包括，但不仅限于经费原因、管理原因、安全方面的考虑等。申办者提前终止临床试验应书面告知研究中心、伦理委员会、药物临床试验机构及药品监督管理部门，并对受试者做好妥善处理。

十一、每次用药访视管理

受试者确认入组后，每个周期的用药访视至关重要。

（一）协助研究者完成受试者用药前的评估

CRC需首先协助授权研究者完成受试者用药前的评估，评估内容由临床试验方案决定，通常包含生命体征［体温、脉搏、呼吸、血压和（或）血氧饱和度］、查体（异常的症状或体征）、检查检验报告单（血液学检查、心电图、影像学检查等）、是否产生合并用药，如为口服药临床试验，还应初步评估上个周期的服药情况。如本周期受试者用药剂量发生调整，研究者应充分告知受试者并获得受试者的同意。

（二）研究者开具医嘱及处方

确定符合方案用药要求，定好用药剂量，并获得受试者同意后，被授权的研究者依据方案药品管理手册开具试验用药品医嘱及处方，并在医嘱及处方上签字，处方一式两份。

（三）研究护士核对医嘱及处方

研究护士或被授权的承担研究护士角色的科室护士核对医嘱及处方，并在处方上签字。

（四）CRC领取试验用药品

CRC凭处方至临床试验中心药房或科室管理试验用药品处领取药品，此处须双人核对，即CRC与中心药房药品管理员/科室药品管理员核对，核对内容包括受试者姓名、住院ID号、方案编号、受试者筛选号/入组号/随机号、用药剂量及用法、药品名称、规格、有效期，核对无误后双人于处方上签字，并登记该方案药品出入库表。

（五）CRC与研究护士（或科室护士）双人核对、发药

CRC按照方案药品管理手册要求转运药品。如试验用药品为口服药，CRC应先回收受试者上个周期的剩余试验药品，并查看受试者服药日记卡，和研究护士

或授权的科室护士核对受试者的服药状况，如有问题告知研究者，研究护士并将具体问题详细记录于受试者药物发放回收记录表中。

转运药品至科室后，CRC 和研究护士或授权的科室护士再次双人核对，如方案对转运过程温度有要求，则双人还须查看转运过程温度记录，无误后双人将试验用药品及服药日记卡转交受试者。如查看转运过程温度记录出现问题（通常为超温），则需向项目 CRA 汇报并请示该批药品是否可以继续发放给受试者，如不能正常发放还需再次书写处方再次领药，并标注再次领药的原因。

若试验涉及药品配置环节，CRC 在将药品转运至相关科室后，必须确保进行双人核对无误，再将药品交付给配置人员。配置人员需严格遵循医嘱进行药品配置，且在配置过程中仍需进行双人核对，以确保配置准确无误。完成配置后，操作人员必须在药品配置单及医嘱单上签字，以确保整个操作过程符合规定并具备可追溯性。配置完成后转交至输液护士，输液护士按照临床操作常规完成"三查八对"，并按照方案药品管理手册使用正确的输液器，调整输液速度，确保药品在规定时间内完成输注，并在药品输注单上签字。CRC 按照方案要求记录药品的开始及结束时间。如遇药品输注过程中出现输液反应，则暂停输注，告知研究者，按照方案要求进行处理，CRC 详细记录发生输液反应的时间即输液暂停的时间，协助计算已给药量，告知 CRA，协调后续给药事宜和（或）临床试验生物样本（如血液）采集事宜。

（六）受试者访视完成后

受试者访视完成后，协助研究者整理不良事件、合并用药，并安排完成本次访视记录和受试者下次访视计划及内容。

参考文献

［1］曹烨，万邦喜，苏敏实.药物临床试验安全评价广东共识（2020 年版）［M］.
今日药学，2020，30（11）：731-740.

第四节 试验用药品、生物样本及设备管理

一、试验用药品的管理

试验用药品，指用于临床试验的试验药物、对照药品。临床试验中试验用药品的管理包含供应管理及研究中心药物管理，两者联合应做到闭环链条管理。

（一）试验用药品的供应管理

试验用药品的供应管理包括试验药物的生产、检验、包装、标签和编码、运输。

申办者药品注册申请人对临床试验用药品的质量负责，其生产及检验须符合《药品注册管理办法》及《药品生产质量管理规范》的要求。试验用药品的包装，应确保药物在运输和储存期间不被污染或变质。具体临床试验用药品的外包装应有"仅供临床研究使用"特殊标签，并注明（但不限于）：研究方案名称/编号、药名、药物编号、规格（具体到最小包装）、用法用量、储存条件、批号、生产日期、有效期、生产厂家、申办者等内容。麻醉药品、精神药品、医疗用毒性药品、放射性药品的标签，必须印有国家规定的特殊标志。

试验用药品的运输要符合药物保存条件以保持产品的质量，在运输过程中需时时监测药品自放入运输箱至取出过程中完整的温度记录，同时需附带药品运输相关的文件。如试验用药品需冷冻或冷藏运输时，应注意试验药物不得直接接触冰袋、冰排、干冰等冷媒物质，防止对药物质量造成影响。药品运输相关的文件包含试验用药品申请单或发货单、研究中心确认接收单、药检报告、GMP认证证书或符合GMP保证声明、温度计校准证书、物流快递单等（图4-2、图4-3、图4-4、图4-5）。其中申请单或发货单应包含方案信息［方案编号和（或）试验项目名称］、药物相关信息（药物名称或代码、批号、规格、有效期、数量、运输及保存条件）、接收单位信息等。每个不同批次试验药物的发货记录必须足够详细以保证可溯源性。麻醉药物、精神药物、放射性药物、细胞毒性药物等特殊药物的运输过程应当符合国家有关规定。如果设置盲态对照药物，则试验药与对照药在形色味包装及用法等均完全一致。

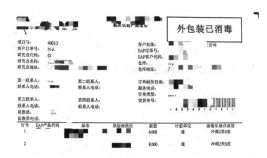

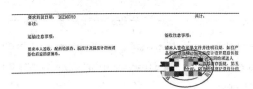

图 4-2 临床试验产品运单

名称	C		分子量	M
分子式	N/A		批号	
规格	25mg			21V4010
包装	铝铝包装 10 片/板		总数量	N/A 1772 板
生产日期	2021.04.26		至	2024.04.25
检验依据	T-02-F1021（00/01）		检验日期	2021.05.08
			报告日期	2021.05.13
检测类型	☑ 全检		□ 非全检	

	检测项目	检测方法（编号）	内控标准	检测结果
性状	外观	T-02-F1021（00/01）附录A	应为薄膜衣片,去除包衣后显黄色或橙黄色	薄膜衣片,去除包衣后显黄色
鉴别	紫外光谱	T-02-F1021（00/01）附录A	应在 206nm、266nm、429nm 处有最大吸收	在 207.00nm、267.00nm、429.00nm 处有最大吸收
	液相色谱	T-02-F1021（00/01）附录A	供试品溶液主峰的保留时间应与对照品溶液主峰保留时间一致	一致
检查	含量均匀度	T-02-F1021（00/01）附录A	A+2.2S 应不高于 15.0	2.00
	有关物质	T-02-F1021（00/01）附录A	按外标法计算,总杂质不得过 1.0%	0.15%
	干燥失重	T-02-F1021（00/01）附录A	减失重量不得过 4.0%	1.0%
	溶出度	T-02-F1021（00/01）附录A	限度为标示量的 80%	96%

图 4-3 药检报告

101

临床试验药品交接表

研究项目：███ ██ ███ ██ ██████的安全性、耐受性、药代动力学与初步疗效的Ⅰ期临床研究

研究中心：北京大学肿瘤医院

药品名称/剂型	规格	接收数量	批号	有无破损	备注
███ 片	25mg	30 片/盒×6 盒	███		
███ 片	100mg	30 片/盒×3 盒	██		
███ 司片	5mg	30 片/盒×3 盒			
破损描述：					

声明：

今收到 ███ ██ ████上海）有限公司发来临床试验用药品若干，登记详情如上所述。经本人核实无误，予以接收并安排按临床试验协议要求妥善保管与使用，特此声明。

备注：　　　　　　　　　　　　　　　　23.6°C
　　　　　　　　　　　　　　　　　　　10:47

交接人：███　　　　　　交接日期：2022、11、07

签收人：██　　　　　　　交接日期：2022·11·11

图 4-4　临床试验药品交接单

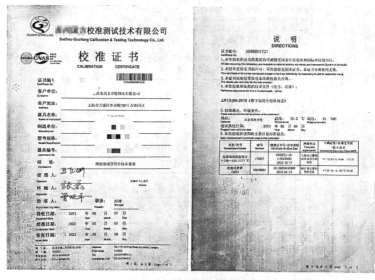

图 4-5　温度计校准证书

（二）试验用药品研究中心管理

1.试验用药品的申请　试验用药品由申办者负责向研究中心提供。项目监查员可提前调研，或依据CRC调研研究中心有关试验用药品相关管理规定，在研究中心启动临床试验前完成首次药品申请。

在试验进行阶段，结合试验药物的库存情况和有效期，及时进行试验药物的补充申请。如监查员手动人工向申办方提出发药申请或电子发药系统自动根据所设药物数量底线触发药物申请。在此，CRC需及时向监查员反馈受试者数量、用药频率及药品库存情况，以便及时申请药物，如为电子发药系统，所设药物数量底线应根据受试者入组数量及访视频率进行调整，避免出现用药数量较多，而触发底线较小的情况，影响受试者的用药。

2.试验用药品研究中心接收　试验用药品由申办者与相关负责人提前预约沟通好到药时间，然后委托专业物流运输至研究中心后，由经过培训及授权的药品管理员进行接收。

接收时应核对以下信息。

（1）药品箱外包装是否完好，运单标识是否清晰。

（2）拆箱核对运输相关文件、快递单及温度记录，核对内容包括：方案编号和（或）试验项目名称、药物名称或代码、批号、规格、有效期、数量、运输及保存条件、生产厂家、药检报告、温度计校准证书、药品运输过程温度记录。

（3）无误后，检查药品包装并清点数量，与运输单上有关药品信息进行核对并签署姓名及日期、时间。完成后，将试验用药品归入该项目药品固定存放处，上锁，同时填写项目有关药品出入库登记表。如存在信息错误，当场告知物流运输人员，拒绝接收相关药品，并将药品原样保存于运输箱中。

CRC在获知研究中心到药后，应及时取回药品相关文件，保存并打印药物运输过程温度记录，归档至试验用药品相关文件夹中，如为电子药物管理系统，还应在系统中点击确认收药。

3.试验用药品研究中心储存　试验用药品的储存应符合相应的储存条件。

（1）独立空间　与临床治疗常规药物分隔放置。空间区域避光、通风、防盗、防火、防潮、防鼠、防虫，保证空间温湿度要求，有双路电源/不间断电源（UPS），配备数字化温度监控系统，一旦发生超温，可直接触发手机个人端报警。

（2）专用药柜/冰箱　试验用药品要放置在试验专用固定的药柜中，包括常温药柜及低温冰箱。药柜/冰箱需进行明确标识，或由药房管理者进行指定编号。所有药柜/冰箱均需上锁。

（3）固定位置 试验用药品的放置应相对固定位置，并将试验项目编号或名称及对应药品位置进行登记，以便查找。针对不同试验项目的相同药品，尽量分开放置，避免混淆。

（4）专人负责 试验用药品应由经培训和授权的药品管理员专人负责，保证药品管理符合项目对于药品的要求。定期导出药物储存温度，定期清点试验用药品，核对出入库表，做到账物相符，并把近效期药品做出标记、失效期药品单独存放。如发现试验用药品包装破损、污染、失效或霉变时，应将药物单独存放，不得继续发放，并及时通报研究者和申办方，以便酌情处理。

4.试验用药品领用 CRC应凭临床试验专用处方领用研究用药品。处方为双联，内容包括但不限于临床试验方案编号或名称，受试者姓名、ID号及试验筛选号（入组号/随机号），药物名称，药物编号（如适用），数量、规格，用法用量，研究者签字处及日期、研究护士签字处、药品管理员及CRC签字处等。

CRC领药时，携带研究者（和研究护士）签字的临床试验专用处方，处方字迹清晰可辨，与授权的试验用药品管理员双人核对，核对内容包括但不限于处方内容、试验用药品外包装、有效期等，核对无误后，双人签字，处方一份留存在药品储存处，一份保存于项目文件夹，并填写该项目药品出入库。

5.试验用药品研究中心内部转运及接收 CRC将药品转运至科室过程中，应按照试验项目有关药品手册要求，放置于药品转运箱常温转运或低温转运。至科室接收时，需与研究护士（或科室护士或研究医生）双人核对药品信息及用药人信息，必要时查看过程温度记录，保证药品转运条件。GCP药房负责人及时导出温度记录并保存。

6.试验用药品研究中心发放或配置 如试验用药品为口服药，CRC与研究护士（或科室护士）双人核对后，将药品和（或）服药日记卡发放至受试者，并填写项目药品发放回收表，签字及日期。告知受试者药品用法用量及药品贮存条件，交代包装和剩余药物回收事宜，告知受试者可能的不良反应、相应的预防措施及相关联系人，以及服药日记卡填写注意事项。告知受试者将药品置于儿童无法接触的地方，以免造成儿童误服。

如试验用药品为静脉输注及皮下/肌内注射，CRC与研究护士（或科室护士或研究医生）双人核对后，外包装标注"请（或不）留瓶"字样、受试者姓名缩写、编号及用药日期后，交由授权的护士按照医嘱进行药品配置和给药，并填写药品配置给药表，签字及日期。

对于设有非盲药品管理团队的试验，在药品领用、转运及配置时注意破盲风险。

7.试验用药品研究中心回收、销毁及退回 参照试验项目药品管理手册，形成对该项目试验用药品的研究中心回收、销毁及退回流程。口服试验用药品从受试者中回收时，CRC与研究护士（或科室护士或研究医生）双人核对受试者服药日记卡及药品数量是否一致，如不一致须向受试者再次确认服药情况。针对漏服、多服、丢失等情况须详细记录于受试者发药回收表中。针对非口服试验用药品，遵照试验项目药品管理手册，CRC留存药品外包装和（或）空瓶。

监查员定期回收受试者剩余药品，并与CRC、研究护士、药品管理员再次核对剩余药品和（或）外包装，填写项目试验药物回收表，并签字，预约物流，将药品寄回申办者指定地址。

如剩余试验用药品需在研究中心销毁，申办者应提供授权研究中心进行销毁的签字盖章文件，以便执行。

如存在因试验用药品过期或因试验项目结束有剩余未用药品，监查员应联系药品管理员，将相应药品退回申办者。

临床试验完结后，将试验用药品相关文件整理，归档保存。

二、临床试验生物样本的管理

（一）临床试验生物样本的定义

临床试验生物样本一般是指在遵循临床试验方案的基础上，从受试者身上获得或衍生的任意物质，包括但不限于组织、血液、尿液、肌肉、皮肤、毛发、骨髓、分泌物以及内脏器官等。在此，仅介绍临床试验方案中通常提到的运送至中心实验室的样本管理。

临床试验中采集的生物样本通常用于安全性评价、疗效评价和一些探索性科学研究。一般分为两大类，一类是送往医疗机构检验科，另一类是送往临床试验指定的中心实验室，用于检测生物样本中的试验用药品浓度、抗体占有率等，从而评估药品在体内的药代动力学变化，即研究药品在生物体内吸收、分布、代谢和排泄规律，并运用数学原理和方法阐述血药浓度随时间变化的规律。

（二）生物样本采集前的准备

试验样本采集前，CRC应准备相应的耗材，如采集管、分装管、标签及相关记录表格。标签是生物样本信息的唯一性标识，标签内容应包含方案编号、受试者信息（应尽量含有受试者姓名缩写和筛选号/随机号两个身份信息）、样本采集种类及时间点，字迹清晰易辨，标签材质选用防水、防油、防刮、黏性强的标签纸。粘贴标签时以条形码竖贴为准，粘贴方向统一由管底到管盖，不要遮挡管壁透明处，标签无折叠、无卷边。冻存于低温冰箱的标本标签应确认牢固，必要时使用透明胶带粘贴固定。和研究护士（或监查员）依据方案核对受试者信息，所采集的样本种类，样本相关耗材信息是否准确。

受试者的准备：评估受试者，告知受试者标本采集事宜。

特殊用物准备：需要冰浴的标本，按照试验项目标本SOP准备冰浴。

（三）生物样本的采集

样本采集相关物品准备好后，如为侵入性样本，将相关采集管交与经培训的研究护士（或科室护士）进行采集；非侵入性样本采集，如尿、便、唾液、鼻腔分泌物、肿瘤组织等，参照试验项目标本SOP进行采集。采集前后需再次核对受试者信息、采集管信息及采集量，采集完成后立即填写相关表格，签字及日期。

（四）生物样本的处理及保存

生物样本采集完后，如需离心，离心前需对离心机的工作状态按照临床试验方案的要求进行设置，并尽可能选择合适高度的转篮，以保证离心时采集管的管帽不摩擦离心机盖的内壁，且不脱离管体。将生物样本采集管放置在离心机内，离心试管需盖好试管帽，同时放置配平管进行离心。放置分离样品时，注意要做到轻拿轻放，防止样本溅入其他采集管中。离心结束后，应尽快取出标本，进行分离，分离前确保标本编码与分离后的试管编码相对应。根据方案的要求，确定分装的样本量。

分装结束后，立即将样本保存在临床试验方案规定的−20℃冰箱或−70℃冰箱里。检测样本和备份样本需保存在不同的冰箱中，防止冰箱出现故障时检测样本和备份样本同时受影响。

CRC需记录生物样本处理及保存过程，包括离心机型号、离心条件、离心开始/结束时间、离心后分装时间、放置到冰箱的时间，操作者及核对者在相应表格中签字及日期。

生物样本在研究中心保存期间，研究护士（或样本管理人员）需时刻关注样本保存冰箱温度，避免出现超温状况。如遇超温，需及时向申办者反馈，以对样本进行评估。

（五）生物样本寄送

CRC从冰箱中取出冻存的生物样本，与研究护士（或研究者、监查员）核对试验方案编号、受试者编号、周期、剂量组、检测管/备份管、种类（血、尿或者粪样）、生物样本的数目，填写生物样本寄出清单，并双人签字。CRC将核对好的寄送样本及清单交由已预约好的申办者指定的专业物流进行运输，装箱前查看运输箱温度，并核对快递单信息，无误后签字及日期、时间。

在此过程中，CRC应记录样本进出冰箱时间，并按照方案有关样本管理SOP转运样本至物流处，保留生物样本寄出清单及快递单各一份（图4-6、图4-7），放置相关文件夹中。

临床试验中生物样本的管理从采集至寄送应形成完整的链条，需记录采集时间、离心时间、分装时间、放入冰箱时间、取出冰箱时间、寄送时间。

图4-6　生物样本运送记录

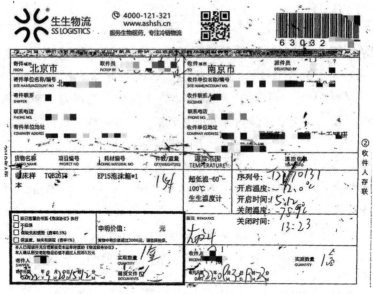

图 4-7　物流快递单

三、临床试验设备的管理

临床试验中会涉及两类设备。一类为医疗机构相关设备，如检验科化验设备、影像科CT、MRI、DR，B超，心电图机、体重秤、心电监护仪、除颤仪等；一类为申办者因为临床试验需要而提供给研究中心的相关设备，如离心机、冰箱、输液泵、水浴锅、心电图机等。仪器设备应定期检测、专人管理，设备的来源、去向应记录在册。CRC需收集临床试验过程中所涉及的设备的校准证书，包含医疗机构设备及申办者提供的设备，检查仪器校准证书的连续性，将相关资料归档至临床试验相关文件夹。

参考文献

［1］潘睿，左祥林，刘小林等.临床试验生物样本管理的现状与挑战［J］.中国医学伦理学，2023，36（6）：606-612.

［2］中国药理学会药物临床试验专委会.药物临床试验生物样本编码和标签操作指南［J］.中国临床药理学与治疗学，2021，26（9）：975-977.

［3］寇莹莹，赵敏，李苗.临床试验生物样本全流程管理模式构建［J］.中国食品药品监管，2019（12）：58-60.

[4] 朱园园，王思扬，任健等.临床试验生物样本的处理与保存规范[J].中国药物与临床，2019，19（16）：2846-2847.

第五节　受试者保留及依从性管理

临床试验的目标是在考虑受试者最大获益的同时，确保他们能够很好地遵从试验方案，以保证试验的效率和质量。依从性是指患者执行医嘱的客观应答程度，在药物临床试验中，依从性可具体定义为受试者按照规定的药物剂量和疗程服用试验药物的顺应程度，受试者的依从性是影响观察新药治疗效果的重要因素，受试者不依从或依从性差是影响试验结果、造成试验偏倚的重要原因。因此，如何保证受试者的依从性成为临床试验中一个重要的课题。本节内容分两部分阐述：依照方案治疗及访视的依从性管理和居家服药的依从性管理。

一、依照方案治疗及访视的依从性管理

（一）影响受试者依从性的因素

1.受试者背景因素　受试者的年龄、文化背景、教育程度、宗教信仰、经济状况、职业、生活习惯、健康状况、心理状态等都会不同程度地影响受试者对方案的依从性。研究发现，受试者对临床试验理解程度是影响依从性的首要因素。受试者是否充分理解以下内容很大程度上影响着受试者对治疗的态度和信念，包括：自身疾病知识及疾病严重程度、即将接受的治疗方案、坚持治疗可能获得的益处、需要来院访视频率、需要如何配合治疗、试验相关的样本收集要求等。此外，如果治疗要求受试者的生活习惯或偏好有较大改变，与其生活方式不协调或冲突，受试者往往无法坚持。

2.受试者支持系统　受试者家庭和朋友对临床试验的认知，以及家属对受试者进行访视的支持程度等因素均会影响受试者是否决定参加试验，以及是否能够长期坚持试验治疗和随访。

3.疾病因素　受试者病情轻重程度会影响依从性。例如，如果受试者病情较轻，短期治疗后病情改善、症状减轻，受试者会误认为自身病情已接近康复，进而不按方案坚持用药及访视。反之，如果受试者病情较重，他们对病情恢复的信心可能不足。如果用药后没有明显缓解，他们可能会对治疗产生怀疑，对试验药

物的疗效失去信心，从而导致依从性下降。

4.交通因素 由于我国地域辽阔，受试者居住地距离试验中心较远或居住在偏远地区，交通不便的因素可能会影响访视依从性。另外，如遇节假日车票、机票紧张的时段也可能导致受试者无法遵循方案要求及时返院进行访视。

5.方案因素 用药方式、用药频率、检查频率、采血量、药物不良反应等因素均会影响依从性。临床试验在设计阶段，除了要考虑科学性还应尽量考虑执行过程的便利性，避免因用药方式过于复杂、访视过于密集、采血过于频繁等因素导致受试者退出，从而影响临床试验的进度和质量。

6.药物因素 试验药物的剂型、给药方式、疗效、不良反应等因素都会影响受试者的依从性。在有关依从性的调查中发现，存在因药物给药方式不便利、疗效不明显、药物不良反应无法耐受等因素而导致受试者脱落的情况。

7.流程因素 试验方案的执行流程是否复杂，院内访视相关的检查流程是否繁琐，都可能影响受试者依从性。

8.研究团队因素 研究团队成员的责任心，对于受试者用药及访视的监管是否到位，都会在很大程度上影响着依从性。另外研究表明，研究人员与受试者沟通过程是否清晰、是否表现出足够关心，以及是否在受试者居家期间与其密切联系，都会影响受试者坚持访视的信心。如果研究者对方案不熟悉，理解不充分，操作不规范，或者对受试者提出的问题解答不清晰，可能会使受试者怀疑研究团队的专业性和所参加试验的价值，从而影响到受试者的依从性。

9.申办方因素 申办方是否提供交通补助、营养补助，以及经济补偿是否到位，这些因素都可能影响依从性。

10.临床试验研究中心操作规范因素 如果研究中心存在设施不完善、操作不规范等不良因素，可能会导致受试者对试验项目产生不信任感，从而降低依从性。

11.医、护、患关系 在试验过程中，每个受试者接触环节均应注意保持和维护良好的医、护、患关系，良好的信任关系是开展一切工作的基础。

（二）依从性管理的策略

1.针对受试者背景因素的相关策略

（1）评估、筛选 在筛选和知情的沟通过程中进行观察评估。一方面按照入选和排除的硬性标准进行核查，另一方面通过沟通了解受试者的家庭、教育、文化、认知等背景，对其依从性进行初步评估，避免纳入病情不明朗（亦可选择观察或常规治疗）的受试者，给受试者足够时间考虑的同时观察其入组意愿，尽可能排除依从性差的患者。

（2）充分宣教　在受试者初步接触试验时，应当协同研究者充分对受试者进行宣教并解释方案，宣教内容包括：什么是临床试验，参加临床试验相关风险与受益，患者所患疾病相关知识，明确受试者在临床试验中的责、权、利，引导受试者改善生活方式等。解释方案相关内容包括：方案用药计划、试验药物用药方式及频率、试验药物其他相关信息、用药前后注意事项、可能出现的不良事件、试验各阶段的随访频率及要求、试验各阶段采血频率及要求等。在解释方案过程中，宣教者应根据受试者及家属的年龄、文化背景和教育程度，运用适当的沟通方式和恰当的语言表达，以确保对方能充分理解所讲解的内容。受试者首次用药后及离院后，均应积极向受试者宣教用药后注意事项，包括居家药品的保存、服药相关知识和不良反应的处理措施等。

（3）维持良好的信任关系，保持充分沟通　在首次知情时，通过清晰地讲解和耐心地解答，建立起初步的信任关系。受试者首次用药后，详细询问舒适情况，了解有无不良事件发生，并耐心解答各种问题及疑虑。受试者离院后，与其保持密切联系，进一步了解其后续是否出现不良事件，并根据情况予以解答，使其感受到研究团队的实时关注与温暖。

通过以上的沟通与关怀，可以建立和巩固医患信任关系，增强受试者临床试验意识，并增加其坚持治疗的信心，为后续良好的依从性打下基础。

2.受试者支持系统也是影响依从性的重要因素　我们也应根据具体场景开展相关工作，具体策略如下（表4-5）。

表4-5　场景、对策卷例表

现实场景	相应对策
解释试验流程、方案要求，药品知识时	不仅应针对受试者，还应针对受试者家属或照顾者，使他们也充分理解试验涉及的各方面知识及细节，增强其依从方案的意识
当发现受试者自理能力差，而家人或照顾者无法提供有效支持时	应主动约受试者家属见面或进行电话沟通。在沟通中，强调受试者参加试验后依从方案的重要性，了解其家庭可能面临的困难，并建议家属通过家庭会议协商制订措施，解决病患的照护及陪同就诊问题。这样可以确保受试者在试验期间得到适当的支持和照顾，提高其依从性

3.研究人员应在知情时了解受试者疾病状态　对于病情较轻和较重的受试者评估其脱落风险，可根据情况针对性地进行相关宣教（表4-6）。

表4-6　宣讲侧重点例表

受试者病情	宣教侧重点
病情较轻	强调疾病的潜在风险和后果，以增强受试者对治疗的重视和坚持 解释治疗方案的重要性和可能的益处，以增加受试者对治疗的信心 提供关于疾病自我管理的指导，包括生活方式改变、药物使用和注意事项等

续表

受试者病情	宣教侧重点
病情较重	解释治疗方案的目标和预期效果,分享治疗好转的案例,以增强受试者对治疗的信心 强调治疗的重要性,尤其是对于病情较重的受试者,治疗可能是改善病情和生活质量的唯一选择 提供关于治疗方案的详细信息,包括用药计划、药物剂量和不良反应的处理等

4.交通因素 了解受试者坚持到院访视的困难,在力所能及的范围内协助解决(表4-7)。

表 4-7 协助解决措施例表

受试者困难	协助解决措施
受试者反映节假日车票购买困难时	CRC可以在更早的时间安排访视,为受试者预留较长预订车票的时间
受试者反映居住地与研究中心距离远时	根据知情同意书标准给予受试者相应的交通、住宿、餐饮补助。询问项目组距离远的受试者是否可适当根据距离增加交通补助。如果受试者仍然顾虑距离问题,可与项目组沟通,协助联系与受试者距离较近的研究中心,以便受试者更方便地参与试验
受试者因年龄和教育水平因素自行购票或乘车困难时	为受试者提供详细的路线指南,包括地图、交通线路 面对面演示如何使用手机应用程序进行购票和打车等操作,以提高受试者的操作能力 制作购票操作视频发送给患者,供其随时参考和学习 联系受试者的家属或照护者,协助他们帮助受试者解决购票和乘车困难

5.方案因素 临床试验准备阶段,研究实施人员如发现方案存在难以依从的设计,应及时与研究设计方进行有效沟通;当受试者反映由于方案访视制定不合理而无法依从时,可酌情将受试者诉求反馈给申办方,由申办方在不违反试验设计科学性和研究目的的前提下进行讨论和调整。总之,在不违反科学性的前提下,应实时开放沟通渠道,以提高方案依从性,减少受试者脱落。

6.药物因素 通常认为由药物因素造成的难以依很难纠正,然而在这方面我们仍然可以做一些工作,可以参考表4-8的建议措施。

表 4-8 药物因素造成的依从性不佳例表

药物因素	建议措施
根据研究背景预期某不良事件发生率高,且将会影响依从性使数据收集受阻时,可进行预防性干预	例一:肿瘤药物通常会引起白细胞的降低而影响后续按疗程治疗的进度。某研究表明:药物肿瘤治疗同时预防性给予升白针支持与不给予升白针支持相对比,肿瘤治疗的完成率预防组明显高于对照组,预防组肿瘤治疗剂量减量和治疗时间延迟发生率均明显低于对照组 例二:某试验药品用于预防冠脉术后心肌梗死,但由于术后感染的发生常常导致受试者无法按时回访,预防性给予抗生素有效降低了术后感染的发生率,有效保证了该项目的回访率

续表

药物因素	建议措施
在发生药品相关不良反应时及时关注并给予医疗护理措施促进不良事件的好转	例一：某受试者因慢性肾功能不全接受试验药物治疗时，出现血糖升高，医生及时停用试验药物并予胰岛素治疗后血糖逐渐得到控制。依据方案该受试者后续仍可保留于此研究中接受试验药物治疗
	例二：某肿瘤受试者在接受试验药物治疗时出现血小板降低，医生及时停用药物后予升血小板药物治疗后，血小板逐渐回升。综合研究团队评估及受试者意见，并根据方案确认，后续周期仍可继续使用试验药物

7. 流程因素 在访视流程方面，我们有很大的空间可以发挥研究团队的智慧。在临床研究中，我们已经采取了许多提高受试者访视便利性，减少脱落的努力。下面列举几个事例。

（1）在不违反方案的前提下，尽可能将访视所需多个检查安排在一天内完成，减少因路途往返带来的不便，由此可减少受试者脱落及检查脱落的情况。

（2）为解除受试者的经济顾虑，为临床试验受试者开通检查费免支付结算流程。

（3）CRC可以协助受试者预约住院床位，并确保专业科室优先为临床试验受试者预留床位，在保证用药访视严格遵照时间窗的同时解除了受试者预约床位的顾虑。

（4）当试验所需检查本院无法完成时，可由研究团队针对此项检查制定去外院检查或送检标本的流程，以减少受试者往返两家医院之间的劳顿以及院间流程不畅所带来的困扰。

8. 研究团队因素

（1）临床试验的完成需要各单位密切协作。首先应对各单位参与试验的人员，尤其是与受试者接触的团队成员进行充分培训，使其对方案、流程充分熟悉。其次在试验开始前及试验过程中，申办方、CRO、SMO和研究中心各团队之间应进行充分磨合，明确各方分工但不局限于分工。当一线研究者与受试者沟通过程中遇到问题需要各团队支持解决时，其他单位人员应积极反应，避免懈怠、拖延。

图4-8这棵树可以充分体现研究中各团队与受试者保留之间的关系。受试者是果实，研究者团队则是维持着果实稳固的树冠，其他团队则是树根。无论是树根还是树冠出现问题，都可能最终导致果实的脱落。因此，向受试者展现一个专业的且积极沟通协作的研究团队，能够建立受试者信心，并为保持良好的依从性打好基础。

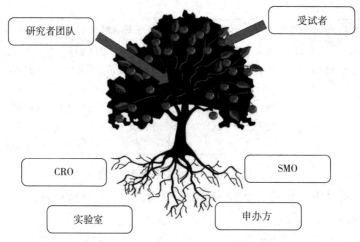

图 4-8　研究团队关系图

（2）CRC与研究团队将协同工作根据临床试验方案和各项SOP制定临床试验随访进度表和受试者信息联络卡，记录电话号码和通讯地址。根据方案流程及访视要求设定表格或程序，并充分利用电脑智能化功能来计算和提醒回访时间及检查项目（图4-9、图4-10）。

受试者	筛选期	C1D1	C2D1(-1)	C2D1(±1)	C2D1(+1)	C2D8(-1)	C2D8(±1)
20067	2023/12/6	2023/12/22	2024/1/11	2024/1/12	2024/1/13	2024/1/18	2024/1/19
20068	2023/12/8	2023/12/22	2024/1/11	2024/1/12	2024/1/13	2024/1/18	2024/1/19
20163	2024/1/15	2024/1/30	2024/2/19	2024/2/20	2024/2/21	2024/2/26	2024/2/27
20164	2024/1/16	2024/1/30	2024/2/19	2024/2/20	2024/2/21	2024/2/26	2024/2/27
20205	2024/1/17	2024/2/7	2024/2/27	2024/2/28	2024/2/29	2024/3/5	2024/3/6

图 4-9　EXCEL 表格计算受试者访视随访时间

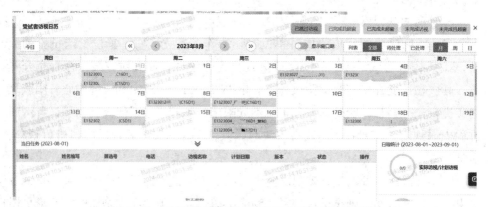

图 4-10　利用 CTMS 系统中日历功能提醒随访时间

（3）讲解治疗和检查等专业内容的同时，应注意关心受试者，并与其建立良好的信任关系。除在访视日外，其他时间也通过电话或短信/微信等方式与受试者保持联系，有助于拉近关系，提高受试者的依从性。

（4）研究团队应及时向受试者发放补助、补贴以及费用报销。及时发放费用可以稳固受试者对研究团队的信任，防止受试者对研究团队产生失望情绪，从而有助于保持受试者坚持治疗及访视的信心。

（5）研究团队应积极提供便利的住宿和交通信息，以方便受试者的参与。

9.维护良好的关系，并保持良性沟通 这一策略在以上几条策略中已有所体现，但在此特别强调是因为和谐的医患关系是提高依从性的关键因素。在整个试验的过程中，研究人员应始终将保护受试者的安全及利益放在首位，遵循这一原则有助于在医患沟通中形成良性的信息反馈机制，使受试者能在研究中感到安全、放心和被重视，进而建立充分的信任。

10.为提高受试者访视积极性，可适当发放小礼品作为激励 但需要注意的是礼品的价值及形式必须经过伦理委员会的批准，以避免对受试者产生不适当的诱惑。

11.建立长期系统的教育机制 利用医院宣传栏和公众号广泛开展健康教育，使受试者能够自觉地采取有利于健康的行为，提高他们对自身疾病的认识，同时正确理解药物临床试验，以促进家属的积极配合。此外，还可以开设依从性培训课程，提供医疗咨询服务，提高受试者对临床试验的整体认识水平，利于各项工作的顺利开展。

二、居家服药的依从性管理

本节第一部分访视依从性的管理策略同样适用于居家服药的管理，本部分内容主要针对居家服药的管理策略进行补充。

居家服药常见的问题包括：不能持续坚持服药，服药次数错误，服用剂量错误，服药时间不当，服药方法错误（如用茶水服药），自行增/减量，服用禁用药品或禁忌食品等。针对这些问题可采取以下措施。

（一）知识宣讲

1.充分宣教疾病知识，强调规律服药对于疾病治疗的重要意义。

2.讲解药品知识，使患者对药品在体内代谢以及维持血药浓度的意义有所理解。

3.详细讲解药品保存要求和使用注意事项，包括服用频率，与餐食的关系，禁用药品，禁忌食品等。

4.讲解药物副作用以及应对方法。

（二）充分沟通

1.鼓励受试者充分表达对药物治疗的担忧，并对其疑虑及担忧进行耐心解答。

2.必要时接受受试者宣泄负性情绪，对其表示理解，通过情绪宣泄增强其战胜疾病的信心。

3.沟通过程中充分了解照护者情况，评估照护者胜任能力，对照护者进行知识宣讲。

4.激发受试者参与自我管理的责任感，鼓励严格每日填写服药记录日志。

5.积极了解受试者坚持服药的困难，并协助解决。

6.建立受试者之间互助机制，邀请有良好用药体验及依从性高的受试者进行经验分享，这种方式对于听者以及分享者的依从性均有促进作用。

7.积极听取受试者意见，如出现药物规格、包装形式导致服药易遗漏/服错的情况，积极向申办方反馈，并协商解决措施。

（三）CRC对居家服药的监控

研究表明受试者出院时间越长，服药依从性越差，由于研究医生工作繁忙，CRC在居家服药监控方面的作用尤为重要。

1.建议定期与患者进行通话，以督促提醒受试者正确用药，查看是否按方案规律服药。

2.CRC与受试者如有微信沟通，可请受试者将服药日志拍照发送，以便CRC进行查看。

3.在联系受试者时同时询问有何不良事件或疑问，将问题转达研究医生，必要时请研究医生指导不良事件的处理。联系受试者的频率根据服药计划的复杂程度而定。

（四）其他监管措施及技巧

1.服药记录卡/服药日志卡中对于服药要求描述欠详细的，可将方案中服药要求制作成卡片提供给受试者，以供回家后随时查看（图4-11）。

　■　　■给药的起始剂量为 320 mg 每天（320 mg QD 或 160 mg　　）。对于
■　的给药方式，在第 1 天仅上午单次给药 160 mg，从第 2 天开始至治疗结束，每天
早晚两次（160 mg　　）给药（一次在早上，一次在晚上，强烈建议两次相隔 12 ±
2 小时），药物服用时使用白开水。如果晚上的剂量没能在 12 ± 2 小时的时间窗内
服用，实际服药的时间需要记录在受试者的患者日志上。

　　如果受试者没有按规定的时间服药，一经发现需尽快补上并且回到正常的服药时
间。如果发现时距离下一次服药少于 4 个小时，受试者不应再服药，而是应该等待下
一次规定的时间再服药。

　　受试者需持续服药直至发生毒性不耐受，疾病进展，受试者或研究者决定退出试
验。如果停药时间超过 4 个星期，在得到医生和安全监察员的批准后，受试者可以短
期服用方案中规定的禁用药。

　　在每次服药前两小时以及服药后一小时受试者不可以进食。

图 4-11　研究药物使用说明

2.禁用药较多的情况下，受试者难以依靠脑力记忆，可将禁用药清单提供给
受试者，供其查阅，以图4-12为例。

CYP3A 强效抑制剂	
indinavir 茚地那韦	saquinavir 沙奎那韦
itraconazole 伊曲康唑	ketoconazole 酮康唑
clarithromycin 克拉霉素	nefazodone 奈法唑酮
ritonavir 利托那韦	telithromycin 泰利霉素
nelfinavir 奈非那韦	suboxone 舒倍生
CYP3A 强效诱导剂	
carbimazole 卡比马唑/甲亢平	phenobarbital 苯巴比妥米那
phenytoin 二苯妥因	St. John's wort □圣约翰草提取物片
rifampicin 利福平	

图 4-12　禁用药清单

3.对于在工作状态的受试者，可以协助他们使用用药提醒工具。例如：居家
及办公环境放置小秘书提醒，设置手机闹铃提醒，或充分利用新型AI工具提醒
等。对于有出差计划的受试者，需要提醒他们根据出差时长携带足够量的药品，
并设定差旅期间服药提醒。

4.对于老年人或健忘的受试者，尤其需要制定服药提醒措施。

5.应充分利用新科技产品进行服药监管。

6.为了避免增加受试者经济负担，如有需要，可据申办方情况由申办方提供
新技术的费用。

通过综合应用以上措施，能够有效提高受试者在临床试验中对于药物治疗

要求以及访视计划的依从性，从而减少脱落率。这将有助于顺利收集临床试验数据，保障受试者安全，并获得科学、准确的研究结果。

参考文献

［1］章海滨.Ⅲ期药物临床试验中受试者随访依从性的护理管理［J］.护理与康复，2016，15（4）：375-377.

［2］王静，李艳等.赋能管理方案对中青年心肌梗死的患者服药依从性的影响［J］.护士进修杂志，2023，38（17）：1608-1611.

［3］孔秋焕，何莲珠等.331例淋巴瘤患者参加临床试验医学分析及对策［J］.护理学报，2016，23（16）：49-52.

［4］曹羽明，曹越等.潜在受试者对药物临床试验认知的调查［J］.医药导报，2017，36（2）：226-230.

［5］张丽，詹艳等.冠心病病人服药依从性影响因素的质性研究［J］.全科护理，2023，21（13）：1821-1824.

［6］郭珈汛，陈佳等.聚乙二醇化重组人粒细胞刺激因子预防肺癌化疗后白细胞减少及其对疾病疗效的影响［J］.南通大学学报（医学版），2023，43（4）：396-399.

［7］卢根娣，张鹭鹭.药物临床试验中受试者的依从性管理［J］.解放军医院管理杂志，2008，15（3）：293-295.

［8］饶琴文.药物临床试验中受试者服药依从性的管理［J］.中国美容医学，2012，21（10）：693-694.

［9］刘丽艳，秦秀芳.药物性肝损伤者保肝药物服药依从性现状及其影响因素的质性研究［J］.当代护士，2023，30（19）：37-40.

［10］曹烨，高文超等.肿瘤患者对新药临床试验的认知度与接受度调查［J］.中国肿瘤，2011，20（9）：659-664.

第六节 项目实施过程中的质量管理

国际人用药品注册技术协调会（international conference on harmonization of technical requirements for registration of pharmaceuticals for human use，ICH）于2005年发布Q9质量风险管理指导原则。2020年7月1日实施的《药物临床试验质量管理规范》（good clinical practice，GCP），全文共出现41次"质量"一词。其中，

第二条强调了临床试验"全过程"的质量，第九条指出质量管理体系（quality management system，QMS）应覆盖整个试验"全过程"。可见在临床试验实施过程中，每个环节的质量管理都至关重要。

一、临床试验实施过程中的质量影响因素

1.研究团队经验不足。

2.培训不及时或不到位。

3.受试者依从性不足。

4.授权研究人员数量不足，研究人员配置不合理，人员能力不足。

5.研究方案设计与医院常规操作不符，申办方/CRO的SOP与医院SOP不符。

6.研究者团队人员分配到临床试验中的时间不够或责任心不强。

7.试验用药品的管理疏漏。

8.CRC工作经验不足，流动性大。

9.监查员（clinical research associate，CRA）水平参差不齐，临床试验监查及监查记录缺少或流于形式，发现问题不及时反馈给研究者。

二、临床试验实施过程中的质量管理措施

（一）合作单位的选择

一项临床试验的实施过程是一个多团队协作的过程，在选择合作方（包括CRO、实验室团队、SMO、研究中心等）时应选择业内口碑好、项目经验丰富的合作单位。研究者团队是临床试验实施质量的关键，因此应该选择对试验质量重视，具备完备软件、硬件条件，以及拥有完善研究流程和质量管理体系的研究中心。同时，选择协作力好，具备丰富临床试验经验的研究团队。在选择研究单位负责人时，应多考虑相关专业临床专家，以便在实施中的组织协调和技术指导方面发挥作用。

（二）GCP的培训

在临床试验启动前，通过研究者会、项目培训会、项目启动会等方式对整个研究所有涉及的成员进行充分全面的培训。培训包括GCP培训及试验相关文件的培训。通过GCP培训提高研究成员的GCP意识，强调原始记录准确、及时的重要性，培训过程应重点强调稽查和核查中高频出现的问题。通过培训试验相关文件

（方案、IB、药品使用说明、实验室操作手册等）使研究成员熟悉研究方案细节。培训过程应该开放式讨论，解答每个成员对于方案的疑问，确保理解一致，避免出现执行者与方案制定方或不同执行者之间对于方案理解分歧而产生质量问题。

（三）持续的培训

在试验过程中，申办方或监查员如发现违背GCP或违背方案执行的情况时，应及时进行培训，不断强化研究人员的GCP意识和对于方案的正确理解与执行。同时，应及时对更新的方案、更新的IB、更新的操作流程等进行培训，避免因培训不及时或不到位产生质量问题。

（四）进行受试者依从性管理

国内某项调查显示受试者依从性不足所产生的问题中，访视超窗是最常见的，占38.80%。其次是使用方案禁用药和实验室检查漏查。受试者的依从性通常受到诸多因素的影响，某项调查显示排在前三位的潜在因素是：对临床试验意识理解不充分，研究者与受试者沟通不足，试验流程步骤繁琐。为改善受试者依从性，应进行充分的受试者教育，加强研究者与受试者的沟通，并简化试验流程。这些措施在本书其他章节已有详细讲述。

（五）研究人员配置问题

研究人员配置的问题可以与PI进行沟通，讨论解决措施。解决人员问题的思路如图4-13。

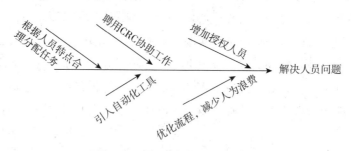

图4-13　解决人员问题思路图

1.在增加人员授权时，需注意新增人员是否有充足的时间，经验及资质是否胜任授权职责。

2.外聘CRC协助工作可有效减轻人员压力，但仍需注意对其资质进行考察，CRC资质考察将在本章节后续单独讲解。

3.引入自动化工具节省人力是一个新的尝试，应该得到鼓励，同时需要注意脱敏操作，以保证符合GCP的合规性。

4.重新评估任务分配情况，根据个人能力和经验合理分配任务量。

（六）首位质量问题－方案违背

美国FDA对临床试验常见质量问题的分析结果表明，排在首位的质量问题是方案违背。"方案违背"的产生，很大程度上是由于方案设计问题导致研究者和受试者存在依从困难。某项研究的调查结果显示，我国存在的方案设计相关问题中，前三位包括临床试验要求与医院常规操作不符、操作细节不清楚以及未纳入本地研究者意见。

（1）据GCP规定，临床试验各方均应制定SOP，当试验各方SOP在操作细节上出现矛盾时，需要讨论并确定一套既符合该方案要求又切实可行的操作流程。例如：在某试验中，申办方的SOP要求"第一例受试者签署知情后通过IWRS系统申请研究药品"，而某研究中心SOP"试验开始后及时申请研究药品，确保研究药品已到达医院并随时可用的状态，方可签署首例知情"，在这种情况下应该遵照哪一方SOP，需要根据试验具体情况进行讨论，如下图（图4-14）所示。

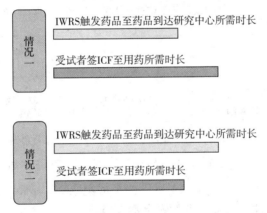

图4-14　首例筛选与出发药品先后顺序的情况分析

需要考虑到两种情况。情况一，当蓝色时间条短于橙色时间条时，可按照先签署首例受试者知情同意后触发药品执行；情况二，蓝色时间条长于橙色时间条时，可按照先触发药品执行后签署首例受试者知情执行。需要避免先签署了首例受试者知情同意书，而药品在运输过程中出现意外，导致不能按时首次用药的情况，尤其要关注药品从国外发出需经过海关查验所带来的不确定因素。试验实施过程中，需要对可操作性和存在困难的环节进行不断讨论，持续改进操作流程和试验设施，必要时需要修改方案。

（2）方案设计未听取本地研究者的意见，从而导致方案执行过程中无法依从的情况也较为常见。例如：某项国际多中心研究中，治疗方案中某药品的使用剂量设计为$100mg/m^2$（依据国外研究结果制定），本地研究者根据既往经验，提出基于本国患者体质特征应对该药品减量使用，但申办方并未采纳研究者的建议。该研究最终因受试者药物不良反应严重、脱落率高而被迫中止。因此，建议申办方一旦决定开展临床试验，尽早收集本地各中心研究者的意见，并了解本地的常规操作习惯，在试验开展过程中也应听取研究者的意见，对研究方案进行合理的修订。

（3）对于操作细节不清楚的问题屡屡出现，诸如：方案流程图中对于访视需做检查的细项描述不清，中心实验室采血只列举采血项，但对血样具体要求未做描述等问题。建议进一步细化方案流程图、实验室操作手册、药品管理手册等工具性文件，以保证临床试验方案的可操作性，从而减少不必要的方案违背。

图4-15是根据实验室手册的描述，CRC理解"离心之前将采集管放置在冰/水浴中至少15分钟"是针对常温下离心的情况，因此产生了方案违背："使用冷冻离心机离心前放置30分钟，未冰/水浴"。

血液采集后60分钟内，在冷冻离心机中以约$2000 \times g$的设置，将采集试管处理15分钟。如果没有冷冻离心机，可在室温条件（室内温度）下将试管进行离心。离心之前，将采集试管放置在冰/水浴中至少15分钟

【方案违背详情】
受试者███2022年███日C4D1访视███1h PK样本采集时间为15:02，使用冷冻离心机开始离心时间为15: 32，期间未置于冰水浴中，室温储存30分钟

图4-15 实验室操作手册描述相关方案违背事例

图4-16是一份中英文对比的药品输注要求，由于译文与原文不一致可能导致操作人员对于药品的输注时长要求理解不清楚或不能够按照原方案要求执行，这种情况严重时可能会对受试者的安全构成威胁。

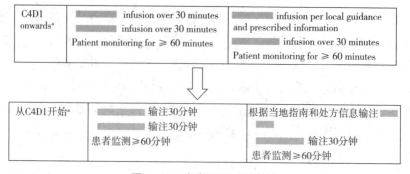

图4-16 方案翻译问题事例

（七）强调研究者对质量管理的责任

研究者是实施临床试验并对临床试验质量及受试者权益和安全负责的试验现场的负责人。主要研究者应当合理分配授权人员的职责，避免由于研究人员过于繁忙、责任心不强，或业务能力欠缺而影响试验质量，与此相关的问题如下。

（1）研究者因工作太忙不能及时评判化验单，或化验单评判前后标准不一致，这可能导致未及时发现并处理不良事件。

（2）研究护士在核对分发、使用和清点剩余药品数量时出现不一致；由于工作繁忙导致的采血超窗。

（3）药师接收、管理药品库存、药品出库、回收等相关过程记录不完整。

在我国医疗资源紧缺，医院工作人员普遍繁忙的大背景下，大多数医院并未配备专职的研究医生或研究护士从事临床试验工作，但部分医院较为重视临床试验质量，设置了专职的研究护士岗位。据了解，某些医院的部分科室设置了专职研究医生岗位，医院及科室能够给予临床试验这样的政策支持是难能可贵的，有条件的研究中心可以借鉴这种模式。

（八）加强对CRC工作的监督与管理

CRC作为与受试者接触密切的角色，在临床试验实施过程中对质量控制起着重要作用。由于CRC在医院工作通常由公司派遣，存在流动性大的特点，因此对CRC工作的监督和管理十分重要。

（1）CRC参与试验的资质审核　CRC要授权参与试验首先应满足基本要求，这些要求在各SMO或研究中心的招聘简章中均有体现。

①具备医学、护理学或药学等教育背景和临床试验基础知识。

②完成CRC基本理论、技能和GCP培训，并通过考核。

③具备良好的沟通协调能力，能有效地协助研究者执行临床试验相关工作。

④具备一定的英文基础及计算机操作技能，能熟练使用计算机和各类电子化数据捕获（electronic data capture，EDC）系统。

⑤工作认真细致，责任心强。

⑥熟悉本研究中心工作环境及临床试验相关操作流程、CRC工作职责。

国家药物临床试验机构、承担试验的科室、临床试验项目组均应对CRC资质进行考察，除考察CRC个人资质外，SMO的支持系统也应列入考察范围（包括是否有完善的培训，是否有足够CRC同事可以互相协同工作等）。这样可以确保CRC具备必要的能力和条件来履行其职责。

（2）完善CRC培训。建议临床试验各方对于培训内容进行合理分工，避免遗漏培训内容或重复工作。制定合理的培训计划，进行定期的、循环的培训，不仅有助于使CRC不断回顾和熟练操作流程，还可保证新加入项目的CRC及时得到培训。这样的培训计划可以确保CRC不断提升自己的能力，并保持良好的工作状态（图4-17）。

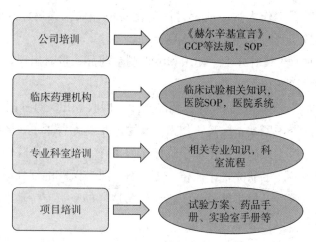

图 4-17　CRC 培训内容及分工

（3）医院设立CRC管理负责人（可以是机构人员、研究护士或研究医生），负责监督和管理CRC的日常工作；在具体项目操作中，应设立核对人来确保CRC各环节的操作准确无误。

（4）有条件的公司或医院可以建立CRC带教制度，由经验丰富的CRC带领新的CRC进行工作，只有当新的CRC对方案及流程能熟练实操时方可授权独立试验。行业内部分公司已有较完善的CRC带教制度，以图4-18为例。

CRC 带教指南&带教计划实施总览表

师傅姓名：　　　　徒弟姓名：　　　　入职日期：

第一周	第二周	第三周	第四周	第五周
月-日	月-日	月-日	月-日	月-日
1. LM做入职引导 2. 师徒结对，签署结对协议书 3. 师傅制定带教计划 4. 徒弟熟悉带教计划 5. 徒弟在线学习入职培训课程 6. 在线 GCP 考核	1. 沟通 2. 研究中心认知 3. 物资管理 4. 文档管理 5. 方案已从 6. ICF 7. 受试者招募	1. 受试者管理（筛选、随访） 2. 受试者管理 3. 试验药物管理 4. 生物样本管理 5. 工作交接 6. 启动会、伦理沟通 7. 合同签署与跟进	1. 疾病管理 2. 安全性事件管理 3. 数据管理 4. 受试者管理（复习） 5. 随机系统学习	1. 各项学习内容抽查 2. 随访实操 3. SUSAR 4. 伦理沟通 5. 监察/稽查
第六周	**第七周**	**第八周**	**第九周**	**第十周**
月-日	月-日	月-日	月-日	月-日
1. 项目调研 2. 机构立项 3. 遗传办 4. 各方备案 5. 复习受试者管理、药物管理、生物样本管理	1. 中心关闭 2. 科室系统应用考核（HIS,CTMS、GCP） 3. 筛选流程考核 4. 考效知识（评效）	1. 数据管理巩固 2. 药物管理考核 3. 安全性事件考核 4. 费用管理实操	1. 各项内容总结统计 2. 疾病知识巩固	通过考核后向带教巩固考核成果

备注：1、本封面目的在于使师傅和徒弟有一个整体的带教计划总览，作为一个工具方便带教计划的查看和调整；
　　　2、封面的计划填写设定至一级/二级目录的内容模块即可。具体的细节，请参考《CRC 带教指南&带教计划实施记录者》三级/四级目录；
　　　3、本封面请师傅打印出来和《CRC 带教指南&带教计划实施记录表》装订在一起。同时完成填写并使用。

带教计划表 1

		带教内容指导		带教签字	学员签字
文档管理	了解文档管理的内容、流程、要求以及注意事项	中心文档建立	1研究者文件夹：按照申办方/CRO目录建立； 2受试者管理文件夹：受试者筛选入组鉴认代码表、入组登记表、退出记录表等（具体需要填写的表格根据申办 方/CRO表格建立； 3药物管理文件夹：药物库存记录、温度记录、发药记录、归还（申办方）记录（文件夹建立时需要结合中心药 物管理流程，合理建立文件）； 4生物样本管理文件夹：生物样本采集、处理、保存、运输等记录表格； 5其他临时资料文件夹：存放CRA未审核的更新文件； 6每个受试者文件夹：ICF、身份证复印件、银行卡号（如适用）、既往病历、受试者每次随访资料；		
		文档管理原则	1管理人员：授权及培训； 2保存地点：专柜上锁，非透明文件柜； 3管理原则：及时建立、及时填写、及时更新、及时归档； 4文档整理原则：标识清楚、填写正确、存放有序、秩序合理；		
		研究者文件夹更新管理	1方案/其他文件更新（研究者手册/知情同意书/EDC等）：收集研究人员培训记录； 2研究人员信息更新：新加入的研究人员授权表、履历、资质证书、培训记录等及时更新； 3实验室资质证书：年度更新存档；实验室正常范围：更新时及时存档； 4仪器设备各更新：新增设备相关记录、校验证书等资料更新； 5试验过程中伦理递交资料更新（方案/其他文件更新-研究者手册/知情同意书/EDC等、安全性更新、方案违背、年度报告、中期/总结报告、其他伦理递交资料）；		
		重要沟通文件	1强调重要往来沟通文件打印存档；		
受试者招募	知晓受试者招募的法规要求，清楚受试者招募方式方法，掌握目标患者登记注意事项	招募前提	招募广告内容必须获得伦理批准； 网络招募广告、多媒体招募、医院招募广告、医院HIS信息查找、医院内部科室推荐等；		
		目标患者登记	1信息登记：姓名、联系方式等； 2初步联系：了解患者疾病信息、询问参加临床试验意向； 3注意事项：提前与研究者确认初步联系的责任人（研究者/CRC）；		
			1信息确认：医院HIS系统核实患者在本院就诊记录（如有）； 2筛选预约：预约患者时间，提醒需携带的既往病历、检查单、身份证、既往病理切片/组织；来院前注意事项（空腹）、联系人员、医院信息等； 3中心人员预约：研究者时间、研究护士时间等相关人员时间确认；		
方案依从	认识方案依从的重要性，了解方案违背的概念，掌握方案违背处理方法	方案依从	临床试验过程中的所有操作均应依从方案； 关注重点章节（摘要、入排、用药禁忌、安全性事件上报等）；		
		方案违背	1建议学员同步学习或复习相应在线课件； 2带教：讲解项目对方案违背的规定； 3确认要求：研究中心和项目对方案违背上报要求； 4准备资料：CRA整理方案相关书面记录； 3协助递交：协助递交伦理； 4领取回执：跟进伦理递交情况，领取伦理签收回执； 5问题分析：分析方案违背发生原因，采取措施，避免再次发生；		

带教计划表2

图4-18　CRC带教计划表（示例）

（5）SMO公司对CRC工作定期考核、评估，以保证其工作的质量和效率。

（6）当CRC离职时，应进行全面的工作交接，并对其在职期间的工作进行全面的质控。在质控过程中，重点关注CRC的工作表现。为了突出重点问题，建议使用简洁的质控表格（表4-9）进行评估。这样可以避免表格过于繁琐，使重点问题更加突出。

表4-9　CRC工作质控表

CRC工作质控报告与反馈			
项目名称			
申办单位			
SMO公司名称			
质控时间		质控员	
质控阶段	CRC离职前1个月内	CRC姓名	
受试者访视相关问题			
1			
2			

续表

药品管理相关问题		
1		
2		
血样相关问题		
1		
2		
EDC 录入相关问题		
1		
2		
文件管理相关问题		
1		
2		

（7）需要特别强调CRC与人沟通和协作的能力。CRC的主要职责是协调各种人员，这种协调不仅是简单的任务分工和责任明确。人与人之间的关系有时会产生压力，这是不可忽视的因素。许多CRC在与其他人员沟通不畅时遇到了困难，导致试验步骤无法顺利进行。相反，有些CRC则在与他人的沟通协作中获得了巨大的成就感，使试验可以顺利地进行。

（九）监查员（clinical research associate，CRA）

监查员由申办方或申办方授权的CRO委派。申办方应对监查员的工作进行监督，监查员发现方案违背或流程问题时，应及时反馈，并与项目成员进行讨论，并一起提出改进措施。避免发现问题却不上报或不解决的情况，导致同样的方案违背后续也不能被纠正，甚至重复多次出现。例如：某试验首例入组受试者未按照方案中要求查尿常规及尿沉渣检测，这是因为尿沉渣的检测要求在方案较隐蔽的位置，导致首例漏做尿沉渣，而第二例受试者又重复出现了上述遗漏。如首例出现方案违背后能认真监查，发现问题及时纠正就可以避免第二例出现类似遗漏。

（十）临床试验机构应建立多部门合作协调的质量管理体系

临床试验机构应建立多部门合作协调的质量管理体系（QMS），为临床试验的顺利运行提供服务与支持。

（1）制订具体和可操作性的质量管理制度及标准操作规程，包括质量控制

（QC）、风险管理、接受监查/稽查的SOP，以及接受QC/监查/稽查后的纠正和预防措施（corrective action & prevention action，CAPA）管理等。

（2）成立项目管理团队、建立相关制度与SOP，根据QC、监查、稽查等发现的问题评估研究者能力和已有项目质量、负荷等。结合机构情况评估研究者承接项目数量和调整计划，以确保研究者能按计划高质量完成临床试验项目。

（3）提供合适的空间、设施设备，确保机构及试验项目的管理及运营质量。如提供专用的办公室、资料档案室、试验药房等；协助医院病案和信息管理部门，搭建一个能同时满足常规医疗和临床试验需要的平台、符合国家卫生健康委员会《医疗机构病历管理规定》等要求，且具备权限管理和保留修改痕迹等功能的电子病历系统。

（4）设立机构临床试验药物负责人以及药物接收、储存、分发、回收、返还、销毁的SOP及责任人。

（5）建立临床试验资料管理体系、责任人及SOP，包括资料的归档、查阅、借阅、借出、归还，资料到期销毁、第三方管理、提前销毁通知、转移等。

（十一）申办方

申办方仍然是临床试验数据质量和可靠性的最终责任人，应建立临床试验质量管理体系，且应当涵盖临床试验的全过程，包括设计实施、记录评估、结果报告和文件归档。申办方应当基于风险进行管理，加强过程管理，具体措施如下。

（1）建立质量管理系统，确保遵循法律法规，持续改进，不断提高临床试验的质量。

（2）建立质量文化，强化员工质量意识。

（3）成立负责质量管理的团队，并为该团队设定目标，以持续改进为导向。

（4）QA和QC工作可以委托给CRO，但申办方仍是质量管理的最终责任人，申办方应监督CRO承担的各项工作。

（5）建立风险管理流程、问题管理流程、知识管理流程，建立流程管理工具。

（6）选用具备资质的人员监督临床试验的实施，包括医学部门负责临床试验医学文件的起草和修订；统计/数据人员负责数据处理、数据核对、统计分析和试验总结报告的撰写；药物安全警戒人员监控药物安全；项目管理人员负责临床试验的各环节的运营管理。

（十二）早期发现质量问题并持续改进

为减少临床试验实施中的重复性工作成本，树立纠正和预防措施（corrective

action & preventive action, CAPA)的理念, 加强各职能部门的协作合作。在评估和处理风险及质量问题, 并采取预防和纠正措施的过程中, 应充分发挥团队的主观能动性, 可以培养各种工作技巧。

(1)成员之间自我发现或互相发现问题时, 应着眼于问题发生的原因及如何预防再次发生, 而不是将其视为责备他人的契机。通过发现和分析问题向其他成员发出警示, 避免类似错误的再次发生。例如:某患者在C1D15未进行规定的PK采血就服用了试验药品, 问题发生后, CRC主动报告了这个问题, 并进行了小组讨论, 分析了事件原因及后续预防措施。这是个很好地践行CAPA的案例, 领导者不应对任何成员进行责备, 应对全体人员予以称赞。

(2)开展经验分享会, 可以在项目、科室、医院范围内进行工作经验的分享, 某个团队总结的工作手册可以与其他团队共享, 其他团队也可以从中学习到经验。在整个过程中领导者仍然要树立不针对个人进行指责的氛围, 并注意隐去项目及患者信息。这样一来问题的纠正措施就会横向拓展, 对于工作中的难点可以互通有无、博采众长, 这是预防和纠正问题发生的有效措施。

(3)建立常见问题集锦手册, 供团队成员学习可以达到和经验分享会相同的效果(建立手册时应注意举例要遵循保密原则)。

(十三)其他努力

(1)为确保依从方案执行, 专业科室在收治住院患者时, 考虑优先为临床试验受试者预留床位。

(2)受试者预约检查困难可能会导致检查日期出现超窗, 这种情况下院内可通过加急流程为受试者紧急提前, 避免检查超窗。

(3)为避免因先垫付后报销使患者有经济顾虑而造成漏做检查, 医院可为受试者开通试验相关检查的免支付流程。

(4)制作项目讨论一致的流程图表, 张贴于科室或做成手册发放给成员。

(5)医院宣传栏、公众号等渠道发布临床试验科普宣教, 提高普通患者参与试验的意愿以及已入组受试者的依从性。

药物临床试验是确证药物有效性和安全性的必经环节, 其结果的真实性和可靠性直接关系到人民群众的用药安全。我国于2017年正式加入国际人用药品注册技术协调会(ICH), 这标志着我国新药审评制度正式与国际接轨, 由以往的"严进宽出"渐渐转变为"宽进严出"。国家对医疗体制、药品注册和审评审批进行了深入改革, 对药物临床试验的监管越来越严格, 对试验质量的要求也越来越高。我们期待通过多种措施实现对药品临床试验过程中的各环节进行严格把控，把质量管理贯穿于试验的整个过程。有效保证临床试验过程的规范性和真实性，切实保障受试者的权益，进而保证更广泛的人民群众的安全及利益。

第七节 临床试验现场质量管理

临床试验质量是临床研究的设计、计划、实施和分析的主要考虑因素，也是临床研发的必要组成部分。临床试验质量管理贯穿整个临床试验过程，质量管理体系应当覆盖临床试验的全过程，重点是受试者保护、试验结果可靠，以及遵守相关法律法规。

作为药物临床试验中最重要的主体之一，申办方和直接负责临床试验实施的临床试验机构，均需要建立一整套完整的体系对其开展的临床试验进行质量管理和监督。

一、申办方质量管理体系

2016年ICH-GCP中明确指出："申办者应当建立一个体系来管理临床试验过程中所有阶段的质量"。我国药物临床试验的质量管理标准与国际标准不断接轨。2020年GCP也提出"申办者应当建立临床试验的质量管理体系"。GCP第三十条指出申办者的临床试验质量管理体系应当涵盖临床试验的全过程，包括临床试验的设计、实施、记录、评估、结果报告和文件归档。质量管理包括有效的试验方案设计、收集数据的方法及流程、对于临床试验中做出决策所必需的信息采集。

2016年由全球10余家顶级制药企业组成的国际非营利性组织对临床试验的质量管理体系提出了一些要素和概念。这个质量管理体系被称为临床质量管理体系（clinical quality management system，cQMS），旨在建立一个符合临床试验独特需求的质量管理体系。目前申办方一般采用此质量管理模式，其目的是：全面地管理临床研发所有活动的质量；为组织提供有效地实现其临床质量和组织目标的方法；使组织领导层全面地了解组织目标的达成情况以及掌握对患者和数据质量的管理是否合理而全面；支持组织合理地管理临床研发相关的风险；减少重复发生的与质量有关的问题；促进质量文化和知识管理；增强临床研究的信心。QMS概念性框架的基础和要素见图4-19。

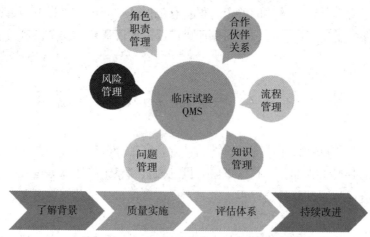

图 4-19 QMS 概念性框架的基础和要素

申办方临床试验质量管理体系一般根据ICH-GCP、国际通行的质量管理体系ISO9001、ICH Q8、Q9、Q10指南等质量管理理念，依循ICH-E模块和我国新修订2020版GCP等对临床试验设计、实施、数据收集和结果报告的要求来建立，其主要反映在组织管理、流程管理、风险管理、问题管理、知识管理等方面。

质量保证，指在临床试验中建立的有计划的系统性措施，以保证临床试验的实施和数据的生成，记录和报告均遵守试验方案和相关法律法规。

质量控制，指在临床试验质量保证系统中，为确证临床试验所有相关活动是否符合质量要求而实施的技术和活动。

申办者负责制定、实施和及时更新有关临床试验质量保证和质量控制系统的标准操作规程，确保临床试验的实施、数据的产生、记录和报告均遵守试验方案、药物临床试验质量管理规范和相关法律法规的要求。申办方的质量保证和质量控制行为主要包括监查和稽查等。

每次监查和稽查前，CRC准备相关材料、联络相关人员，进行监查、稽查配合工作。

二、临床试验机构质量管理方式

临床试验机构应设立专职的质量控制人员（QA）对临床试验实施情况进行现场检查，及时总结质控发现的问题，分析问题原因，并提出有效的解决方法。如果发现的问题归结为系统问题，应及时制定或修订管理制度或SOP。如果发现的问题属于实施人员的执行问题，应向项目组反馈发现的问题，加强培训，并在下一次检查时回顾前一次发现的问题是否得到有效解决。

临床试验的质控应该从方案设计开始即涉入，从对照药物的选择、剂量选择、受试者的选择、纳入标准、排除标准、终止标准、样本量、随机化、设计的检查检验指标、评价的疗效指标、安全性指标等进行核查与评估，从源头上保障试验质量。各级研究人员能够认识到质量控制的重要性，对质控工作高度重视，也是质量控制得以有效实施的关键。

两种质量控制方式如下。

1.常规质量控制　包括试验过程中的质量控制和试验结束数据锁定前的质量控制。试验过程中，常规质控多按时间轴或者入组例数进行，通常选取首例入组、入组数达一定比例、入组完成、中期小结、试验结束等若干时间点，对所有项目按既定时间点平均进行质控。质控员应熟悉法规、医院管理文件、试验方案，制定质控核查计划，提前通知研究者做好准备，备好资料包括研究者手册、原始病历、知情同意书、CRF等供质控核查。质控员抽取一定数量入组病例从科室管理、人员设备、研究者文件夹、知情同意书、方案依从、原始记录、试验用药品管理、不良事件和严重不良事件、合并用药、生物样本、CRF/eCRF录入等方面按照标准操作化流程进行核查，核查的范围包括核查重要的试验操作流程是否规范合理，流程链中产生的试验原始记录和原始数据是否符合ALCOC-C的要求，以及EDC数据录入是否准确、完整和是否与原始资料保持一致等。重点质控前几例和严重、容易犯错误的地方，尽早发现和控制问题的苗头。

试验结束数据锁定前，根据本中心试验入组的病例数，试验设计和操作的复杂程度，以及试验过程中质控发现的问题，在归档前进行部分资料的抽查质控，确保临床试验操作过程的规范、科学、伦理和数据的完整、可靠。

常规质控在试验量大、相对成熟的中心，存在一定质控资源浪费的情况，同时对于一些欠成熟的中心，可能存在质控支持力度不够、质量保障不足的风险。一些中心在质控资源有限的情况下，可能优先将质控精力放在试验结束时数据锁定的最后环节，导致出现发现问题却难以或没有时间根本解决问题的尴尬局面，无法真正提高被核查项目的质量。各机构可借鉴同行业质量管理经验丰富的成熟机构的管理经验和模式，结合本机构的实际情况，因地制宜地形成本机构的质量控制管理模式，实现从事后管理到实时精准管理、从"管理结果"到"管理过程"的转变。

2.智能质控应用与探索　信息化和人工智能技术对临床研究过程已经产生越来越重要的影响，算法应用、信息化的搭建不仅解决了数据收集、追踪、监测和影像学数据评价方面的各种问题，在临床试验的质量控制核查方面也发挥着很大的作用。机构从医院信息系统层面、利用方案匹配等方式进行违禁用药开具提醒、每次访视对应检验检查提醒、实验室异常值提醒、其他科室住院提醒、访视窗提醒、样本采集点提醒等，并关联研究团队和受试者诊疗移动设备端，达到实时质控目的。

临床试验机构可建立人机结合的数字化质控模式，利用人工智能进行EDC数字化比对，可在执行过程中发现质量问题进行预警，如不良事件/合并用药漏记自动识别、方案违背或者偏离的自动识别，研究者和质控员判定确认后的数据经标准SOP，自动导入质控报告成为最终质控报告内容。利用信息化技术如建立质控分析平台，定期根据质量问题做定量分析，产出质量问题分类统计报告和整改建议，根据问题严重程度及涉及广度，组织个人、科室、院级培训，推动相关团队完成整改，并定期归类发现及整改问题。

临床试验机构可在有条件时进一步探索，建立全流程信息化管理系统（clinical trial management system，CTMS）并与医院的 HIS（医院信息系统）、LIS（实验室信息系统）、RIS（放射信息系统）、试验方案连接，覆盖项目申请、伦理审查、执行、经费管理、方案执行、质量控制、结题归档、远程监查等全流程，打造一站式数据管理模式，将临床试验各环节连接起来，让临床试验活动自动化执行，临床试验数据自动化收集和存储并转录至EDC，保证数据采集及应用的规范和完整。

综上所述，药物临床试验机构基于CTMS等在线系统、智能质控模型及现场质控，逐步实现对临床试验全生命周期进行全流程的质量控制。

三、基于风险进行质量管理

基于风险的质量管理，旨在临床试验的全生命周期中，确定、评估、控制、沟通和审查与临床试验相关的各类风险，通过风险管理的方法，确保质量管理的目的的实现，始终贯彻GCP的两大宗旨，即伦理性与科学性。

2013年8月 FDA 发布了《基于风险的监查方法》，2013年11月EMA 发布了《临床试验中基于风险的质量管理的考虑》，强调风险管理是一个动态的系统性工程。虽然主要责任在申办方，但所有临床试验运行的参与者都有相应的职责。2016年11月颁布的ICH GCP E6（R2）中正式将质量风险管理（risk-based quality management，RBQM）写进ICH指南。此外，ISO9001质量管理体系要求的标准中也于2015年9月在更新版本中首次明确提出"基于风险的思维"在质量管理过程方法中的应用。

基于风险进行质量管理的优点是根据试验药物的信息，持续识别评估、控制、交流和审查与临床试验相关的风险，根据风险级别动态分配质量资源，指导质量风险侧重点以达到最优。

申办者在实施RBQM前，应按照QMS的框架建立的所有关键要素，将好的质量源于设计构建到临床试验，在临床试验设计中系统性地考虑质量相关因素，以确保临床试验过程专注于关键环节，最大限度保障受试者安全和数据可靠性。在转变质量管理模式为基于风险的质量管理模式过程中，流程、人员、知识管理及供应商的管理尤为重要。申办者前期应建立RBQM清晰和准确的流程性文件（如政策，SOP及工作指引等）。在采用RBQM前，需要了解团队的能力，在申办者组织内部所有相关层级开展RBQM培训。

我国GCP也提倡基于风险进行质量管理。

（1）在指定试验方案时，应明确保护受试者权益和安全，保证临床试验结果可靠的关键环节和数据。

（2）应当识别影响到临床试验关键环节和数据的风险。这些风险应当从两个层面考虑：系统层面，如设施设备、标准操作规程、计算机化系统、人员、供应商；临床试验层面，如试验药物、试验设计、数据收集和记录、知情同意过程。

（3）风险评估应当考虑在现有风险控制下发生差错的可能性；该差错对保护受试者权益和安全，以及数据可靠性的影响；该差错被监测到的程度。

（4）应当识别可减少或者可被接受的风险，并采取减少风险的控制措施。这些措施应当体现在试验方案的设计和实施、监查计划、各方职责明确的合同、标准操作规程的依从性，以及各类培训。预先设定质量风险的容忍度时，应当考虑变量的医学和统计学特点及统计设计，以鉴别影响受试者安全和数据可靠的系统性问题。出现超出质量风险的容忍度的情况时，应当评估是否需要采取进一步的措施。

（5）临床试验期间应记录质量风险管理并及时与相关各方沟通，促使风险评估和质量持续改进。

（6）应当结合临床试验期间的新知识和经验，定期评估风险控制措施，以确保现行的质量管理的有效性和适用性。

（7）应当在临床试验报告中说明所采用的质量管理方法，并概述严重偏离质量风险的容忍度的事件和补救措施。

基于风险的监查（risk-based monitoring，以下简称"RBM"）是指以现场或非现场的方式，整体全面的监查关键指标和流程（这些关键的环节包括知情同意书的签署过程、方案的入选和排除标准、试验药物的管理、不良事件／严重不良事件的报告、试验终点数据的记录），识别影响临床试验质量和受试者权益的风险，对最可能出问题的重要环节进行风险评估，包括出现的可能性影响程度，从而针对这些关键的风险因素进行有效监查，更有效地提高数据可靠性和受试者安全，避免资源浪费。在ICH、FDA的强力推动下，RBM模式越来越被临床试验行业认识和应用，其提高了临床试验整体质量水平，增强了数据可靠性和受试者安全性。

药物临床试验机构也宜实施基于风险的质控，可根据试验基本情况、常见质控问题、结合核查缺陷项、稽查问题项等各类风险因素，综合评分设定本中心的项目风险级别及质控措施，主动、动态分配质控资源，指导质控侧重点，根据风险分级变动发现潜在趋势随时调整质控，保证各项目质量水平，实现质控资源优化重组。基于风险质量管理中的流程管理机制见图4-20。

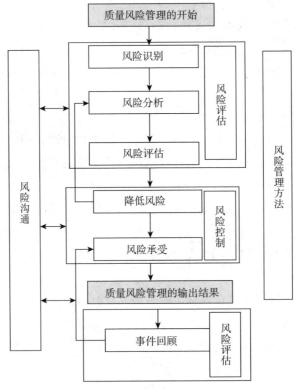

图4-20 基于风险质量管理中的流程管理机制

临床试验机构在试验过程中对于风险因素的识别、分析（试验层面/系统性问题/孤立性问题）、利用风险矩阵或者信息化手段对风险进行评估与量化（严重性、发生可能性、可探测性），设置高风险、中风险、低风险等级，采取避免/降低风险或接受风险的措施，以及有效地与研究者、申办方、CRO、SMO相关人员的沟通都是质量控制中的关键环节。各中心可结合中心特色，探索出适合本中心的基于风险的质量管理体系。

四、质量问题解决的实践步骤

常用的质量改进方法有PDCA法。PDCA循环又称戴明环，是美国质量管理学家提出的一种全面质量管理遵循的科学程序。PDCA循环将质量管理分为四个阶段，即计划（plan）、实施（do）、检查（check）和措施（action）。采取措施和持续改进是PDCA循环中的关键环节。医院可以将PDCA循环理论运用于药物临床试验项目的质量管理控制中，以不断提高医院药物临床试验项目质量，更好地保证药物临床试验数据的真实、科学和可靠。

关于如何解决临床试验发生的问题，在日本制定的综合质量管理（total quality management，TQM）中使用的问题解决型和六西格玛中使用的DMAIC法被认为是有效的手段。两种方法推进的基本概念相似，以下重点介绍六西格玛的DMAIC法（表4-10）。

DMAIC法的首字母顺序排列，表示解决发生的问题，落实解决方案的步骤。D（define，问题的定义），M（measure，现状的把握），A（analyze，分析根本原因），I（improve，执行改善措施），C（control，落实改善的措施）。

表4-10 DMAIC法

名称	讨论的内容例子
define（问题的定义）	因为发生了偏离试验方案的事件，所以为了防止再次发生，决定进行制定改善对策的活动 以偏离数为指标，目标是减少90%的发生数
measure（现状的把握）	收集用于确认偏离发生状况的信息（例：何时、何地、如何发生） 筛选出可能影响脱轨的因素
analyze（分析问题根本原因）	找出偏离发生的根本原因（鱼骨分析法、"为什么"分析法） 评估了根本原因对偏离的影响
improve（执行改善措施）	针对根本原因列出了对策，排好了优先顺序 制定执行对策的行动方案（例：谁在什么时间做什么）
control（落实改善的措施）	在剩余的测试期间持续监视偏离次数，确认是否再次发生 采取了预防措施，避免其他团队也发生同样的偏离

目前国内普遍采用临床试验纠正和预防措施（CAPA），CAPA流程详见图4-21。

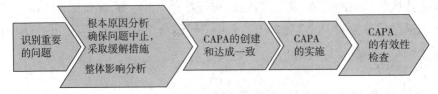

图 4-21　临床试验纠正和预防措施流程

有效的问题管理对于保持临床研究活动的执行和数据的信心至关重要。

若重要的问题没有在CAPA流程中得到有效管理，问题可能会再次发生并导致大量返工。CAPA涉及时效性、有效性、可靠性。虽然时效性通常被认为是CAPA流程有效性的关键绩效指标，更为准确的指标是重要的问题没有再次发生，即CAPA的有效性。此外，CAPA流程的可靠性还取决于临床研发部门负起对CAPA制定和执行的责任。一旦重要的问题被识别了，需要一个全面、系统和有效的CAPA流程来纠正和预防被识别的问题和类似问题的重复发生。CAPA步骤包括以下内容。

（1）立即采取行动去纠正和（或）遏制。

（2）健全、透彻地调查以确定根本原因。

（3）全面评估范围和影响。

（4）制定和执行一项全面的行动计划。

（5）采取CAPA来解决确定的根本原因。

（6）对一系列CAPA采取健全的有效性评估，以确保未来没有该问题发生。

申办方和药物临床试验机构可建立相同标准的质量管理体系以提高临床试验质量信息的互通与共享，达到提质增效的目的。选择合格的PI和研究团队，借助CRC的专业化建设，在公司和医院内编织质量控制网络，建立多层次、全方位、立体式的质量控制管理模式，取长补短、查遗补漏，并在临床试验过程中持续评估和控制试验相关风险，在有限人力下达到项目全流程质量管理，保证项目的质量。

参考文献

［1］Connell AM，Leslie M，Bergamo N，et al. TransCelerate's Clinical Quality Management System：From a Vision to a Conceptual Framework［J］. Ther innov regul sci，2016，50（4）：397-413.

［2］周文菁，关灵，曹烨，等. 药物临床试验质量管理·广东共识（2020年版）［J］. 今日药学，2020，30（12）：826-829.

［3］王廷春，谭波，吴炜毅，等．药物临床试验监查稽查·广东共识（2020年版）［J］．今日药学，2020，30（11）：741-746.

［4］罗嵇宁，陈一飞，徐瑛．关于申办者的药物临床试验质量管理体系建设的探讨［J］．上海医药，2021，42（13）：6-9.

［5］高杨勇．X公司药物临床试验质量管理优化研究［D］．吉林大学，2020.

［6］崔慧霞，李海菊，宋岩珺，等．备案制下新的药物临床试验机构运行分析［J］．中国药物与临床，2020，20（22）：3847-3849.

第八节　数据管理和病例报告表的制作

数据管理是指从临床试验数据产生到统计分析为止，全程对数据质量进行精细化的管理与把控，旨在确保数据的准确性、完整性和可靠性，从而为后续的科学研究提供坚实的数据支撑。临床试验的数据管理涉及数据库创建、数据输入、审查、编码、编辑、质量控制、数据库锁定等内容，根据其工作流程分为规划和启动阶段、运行阶段和结束阶段。临床试验的可靠性依赖于数据的完整性，即数据从原始来源、病例报告表到数据库及分析结果都能够保持其原始状态，从正确且完整的数据中才能推导得到有价值的结论。临床试验的目的是科学地验证药物有效性和安全性，如果数据质量不能保证，则得出的结论可能不可信。

在临床试验中，数据主要来源于受试者的主观症状描述、客观指标测量。这些数据是临床试验的基石，由医疗机构严谨地记录在诊疗记录等原始资料中，从而确保数据的原始性、真实性和完整性，基于这些详尽的原始资料，临床试验工作人员按照预定规范，将数据收集项目逐项填入病例报告表（CRF）中。在这一过程中，监查员发挥着重要作用，他们不仅确保CRF中的数据与原始资料相吻合，还会通过源数据验证（SDV）来进一步验证其准确性。数据管理人员将对所收集的数据进行深入核查，一旦遇到任何不明确或存疑的数据，他们会发出数据疑问，旨在澄清疑问并确保数据的清晰度与准确性。经过收集与整理的数据会被纳入数据库（DB）中进行统计分析。在此过程中，制作一份全面的临床试验总结报告（CSR）是重要的，该报告将作为药物申报资料的一部分，为申报提供有力的数据支撑。这一流程确保了临床试验数据从产生到报告的每一个环节的准确性、一致性与可靠性，为药物研发提供了坚实的数据基础。临床试验数据流见图4-22。

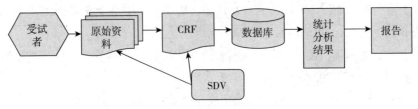

图 4-22　临床试验数据流

在临床试验数据共享中，统一数据标准是提高临床试验数据质量的重要方法。"统一语言"有助于不同系统和不同地区间高效地沟通、交换数据，为研究者提供便利。《临床试验数据管理工作技术指南》规定"为了提高临床试验数据质量以及统计分析的质量和效率，方便数据的交流与汇总分析，在新药上市注册申请时，建议采用CDISC标准递交原始数据库和分析数据库"。在数据收集阶段即遵循CDISC标准，可以确保数据的可追溯性，提升数据质量。

一、医疗机构的数据管理

关于临床试验的所有信息都必须详细记录并妥善保存，以确保数据的准确性，从而为临床试验总结报告提供真实、可靠的数据基础，确保解释和验证的客观性。通过医疗机构的质量管理、申办方的监查以及数据管理确保临床试验的质量。

1.整理源文件　源文件和源数据的定义如表4-11所示。源数据应当具有"可归因性（attributable）、易读性（legible）、同步性（contemporaneous）、原始性（original）、准确性（accurate）"。源数据的修改应当留痕，不能掩盖初始数据，并记录修改的理由。无论是电子记录还是纸质资料，都需要遵循ALCOA原则来生成源文件。

在后续的监查、机构以及伦理和监管当局的核查中，源文件被用来确认临床试验是否严格遵循GCP和项目实施方案，需要注明各种源文件的时间范围。为确保数据的连贯性和可追溯性，即使在研究者或其他工作人员调动的情况下，也能轻松地确认源数据。总之，遵循ALCOA原则非常重要。

2.确定源文件　临床试验在一般诊疗中实施，数据作为诊疗信息记录在诊疗记录等医疗记录中。诊疗信息由多个医疗机构的工作人员记录，同一检查、检验项目有时会存在多个数值。在临床试验中，CRF中记录的数据应和原始数据一一对应，因此要确定CRF中记录的数据属于哪一种资料的哪个数据，其他数据作为CRF记录的数据。

表 4-11　源文件与源数据的定义

项目	定义
源文件	原始文件、数据和记录如医院记录，临床和办公室图表，实验室笔记，备忘录，对象日记卡或评价表，药房发药记录，自动仪器的记录数据，在核对后作为准确副本的可靠复印件或抄件，显微胶片，摄影负片，缩微胶卷或磁介质，X线，对象文件，以及保存在药房、实验室和参与临床试验的医学技术部门的记录
源数据	临床试验中的临床发现、观察或其他活动的原始记录及其可靠副本中的全部资料，他们对于重建和评价试验是必要的。源数据包含在源文件中（原始记录或可靠副本）

二、电子记录的可靠性

2020年4月26日国家药品监督管理局与国家卫生健康委员会发布的新版《药物临床试验质量管理规范》中提到"临床试验机构的信息化系统具备建立临床试验电子病历条件时，研究者应当首选使用，相应的计算机化系统应当具有完善的权限管理和稽查轨迹，可以追溯至记录的创建者或者修改者，保障所采集的源数据可以溯源"。

1.电子源数据　随着近年来信息通信技术的发展，电子源数据（eSource）的应用正在扩大。作为eSource的一种，eCOA（electronic clinical outcome）作为assessment，直接收集被实验者信息的ePRO（electronic patient-reported outcome）备受关注；利用真实世界数据（real world data，RWD）进行临床试验也正在扩大应用。

2. EDC系统　数据采集通过CRF完成，根据数据采集方式的不同，分为pCRF和eCRF。随着互联网技术的发展，EDC系统得以快速发展，越来越多的临床研究开始使用EDC系统，即eCRF，相比pCRF，eCRF有以下优势：①可减少数据多次转录产生的错误；②数据录入的同时，EDC系统即启动逻辑核查，实现数据录入、核查和清理的同步进行；③有利于信息在申办方和研究中心间的共享。然而，由于EDC容易实施简单的代替行为（代替某人输入）等不适当的操作，可能会对数据的可靠性带来隐患。数据的录入、修改历史、数据输入者、修正者、内容、时期都应该可追溯，并作为证据自动保存，并以"电子签名"方式进行签署。必须保证没有不正当使用或篡改，由本人制作并确认。

3.电子记录的使用要求　电子记录（electronic records）必须具备完整性、准确性和可靠性。其内容的创建、修改及删除都应有明确的稽查轨迹。同时，这些记录应以可读的形式输出，例如在显示设备上显示、以纸张形式印刷或在电子记录介质上复印等。在确保真实性和可读性的情况下，这些记录应在保存期限内妥善保存。

三、协助录入病例报告表

病例报告表（CRF）由"源文件中的数据"和"研究者对数据的评价"组成，CRF的制作除了要求"准确性""完整性""易读性"之外，还要有很高的"时限性"。CRF的制作不只是简单的转录工作，而是要确认在遵守方案的前提下进行临床试验，确保受试者的安全性和数据的可靠性。

1. CRF的录入

（1）根据原始资料，在CRC可录入的范围内，根据CRF填写指南正确录入数据（诊疗及检查结果），通常CRC可录入的范围是可从原始资料直接转录的部分。

（2）原始资料中未包含CRF中的项目时，应向研究者等确认。完成对原始资料的记录后，再录入CRF。

（3）如果存在多个可作为原始数据的数据时，向研究者等相关临床试验负责人确认采用哪个数据。原始资料和CRF之间发生矛盾时，必须详细记录矛盾的处理过程及理由（说明与原始资料矛盾的记录）。

（4）研究者应按照申办者提供的指南填写和修改病例报告表（CRF），确保各类CRF及其他报告中的数据准确、完整、清晰和及时。CRF中报告的数据应与源文件一致，若存在不一致应做出合理的解释。CRF中任何数据的修改，应使初始记录清晰可辨，保留修改轨迹，需要时解释理由，修改者签名并注明日期。

（5）申办者应有书面程序确保其对CRF的改动是必要的、被记录的，并得到研究者的认可。研究者应保留修改和更正的相关记录。

2. 数据质疑和更正

（1）通过监查和数据管理发出数据质疑。

（2）基于数据质疑变更或修改CRF记录时，应像录入CRF一样遵循指南执行。

3. 电子CRF（eCRF）的保存

大多数EDC通过互联网与EDC服务器连接，数据存储在EDC服务器上，运行中的数据成为CRF原件。试验结束后，eCRF的副本将以电子信息的方式提供给医疗机构，在预先设定的保存期限内，eCRF应随时可供研究者确认和监管核查。

4. 用户管理

为确保电子数据的真实性，EDC系统必须正确实施维护安全性的规则和程序。监管当局对医疗机构进行调查时的用户管理项目，包括对研究者和研究助理进行账号和密码的管理，确保电子签名与手写签名承担相同的责任，并要求对相关人员进行操作和规则的教育和培训。这样的措施有助于确保数据的完整性和安全性，维护试验的真实性和可信度。

四、数据编码

在临床试验中，对于既往史、合并症、不良事件、合并用药、联合用药等内容的记录，即使内容相同，也可能会有多种不同的表述方式。如果直接统计CRF中记录的用语（医学用语），可能会难以准确把握必要的信息。因此，将医学用语转换成通用术语或数字的过程被称为"编码"，这个过程通常会利用标准的词典来进行。

从数据录入开始，便可采用自动编码程序按照标准字典对不良事件、合并用药、既往病史等进行初步编码。对于不良事件和既往病史，目前广泛采用的标准字典为《监管活动医学词典》（MedDRA），而合并用药的常用编码字典为《世界卫生组织药物词典》（WHODrug）。对于无法自动编码的内容，应根据项目规定的编码规则完成手工编码，必要时也可向研究者发出质疑以保证编码的准确性。

第九节　监查、稽查、检查

对临床试验的监查、稽查、检查，从临床试验启动到完成，贯穿了整个过程。首先，申办方需要进行监查，确保试验按照临床试验方案、协议和相关法律法规实施，同时核对数据的完整性、真实性和准确性。其次，内部或外部的稽查机构将对试验进行更为严格的审查，确保数据的完整性和规范性。最后，在药物上市前，药品监督管理部门会进行注册前现场检查，评估临床试验实施、数据记录和结果报告是否符合临床试验方案和临床试验相关法律法规要求，确认临床试验实施过程的规范性，核实相关申报资料的真实性、完整准确性和可溯源性，同时关注受试者的权益和安全。这些过程为药物或者器械的审评审批提供依据和支持。

一、监查

（一）监查概述

GCP对监查的描述是监督临床试验的进展，并保证临床试验按照试验方案、标准操作规程和相关法律法规要求实施、记录和报告的行为。由监查员依据监查计划完成对临床试验的监查，并向申办方提交监查报告。监查的目的是为了保证临床试验中受试者的权益，保证试验记录与报告的数据准确、完整，保证试验遵守已获批准的方案、相关的规范和法规。

监查员由申办方任命，需要具有适当的医学、药学或者相关专业学历，接受必要的培训并有记录，熟悉药物管理相关法规，熟悉试验药物的信息，熟悉试验方案和试验其他文件。监查报告指监查员根据申办方的标准操作规程规定，在每次进行现场访视或者其他临床试验相关的沟通后向申办者提交的书面报告。

监查计划指描述监查策略、方法、职责和要求的文件，申办者应根据每个项目的具体情况制定相适应的监查计划，描述监查的策略、方法、职责及要求，保证监查质量，确保监查员在试验执行过程中的一致性。监查计划应遵守相关法律法规，应明确试验执行过程中须遵循的 SOP 或操作指南，规定监查频次及访视方式的要求，根据与机构的合作协议内容设定监查计划中相关事项的具体内容。监查计划应当特别强调保护受试者的权益，保证数据的可溯源、清晰、同步记录、原始、准确和完整，尽可能覆盖临床试验中各类风险的应对措施。

（二）监查员的职责

1.监查员通过对研究中心访视，完成监查工作，包括审核试验文件、监督试验实施、检查数据质量、评估安全性、撰写监查报告、协调沟通、协助项目接受检查或稽查。

2.监查员在临床试验启动前，根据机构或者伦理的需要递交试验文件包括研究者手册、试验方案、知情同意书、药检报告、招募广告等。

3.监督试验实施。监查员需要监督临床试验的实施过程，包括受试者的招募、知情同意书的签署情况、受试者的入选标准和排除标准的把控、筛选、随机分组、给药情况、安全性评价、数据采集和记录等。

4.检查数据质量。监查员需要对临床试验的数据进行检查，包括数据的完整性、准确性和真实性等。

5.评估安全性。监查员需要对临床试验过程中的安全性问题进行评估，包括不良反应的记录和处理、受试者的安全保障等。

6.撰写监查报告。监查员需要根据监查结果撰写监查报告，包括监查计划、监查方法、监查结果和建议等。

7.协调沟通。监查员需要与临床医生、CRC、申办方等进行沟通和协调，确保临床试验的顺利进行。

8.协助项目接收检查或者稽查。监查员需要配合研究团队接收临床试验项目来自监管部门的检查或者来自申办方委托的稽查。

（三）监查类型

现场监查指监查员达到临床研究中心进行的监查工作，主要包括启动访视、研究实施过程中进行方案执行情况和数据质量的监查，试验相关文件的递交、与研究团队的沟通交流以及关闭中心等。

远程监查是指由申办者工作人员或代表在实施临床研究的中心之外的地方，主要通过源文件查阅的方式，对试验数据进行审查。远程监查需要考虑对供查阅的源数据是否建立远程访问权限，还要考虑受试者电子源数据是否可及、远程监查与现有系统、平台及流程的兼容性、研究团队的经验和可承受的负担等条件而决定。

根据临床试验实施的特点和研究中心的情况，选择合适的监查方式，或者结合两种方式进行。

临床试验质量是新药研发的核心和灵魂，而监查员是保证药物临床试验质量的重要环节。虽然监查员属于申办方人员或者授权人员，但临床试验机构和研究团队也应在可能的范围内把控监查员的质量，完善对监查员的管理，监督监查员的职责履行情况，并在必要时向申办方或者CRO的项目经理进行反馈和沟通，从而更好地保证临床试验质量。

二、稽查

稽查是对临床试验相关活动和文件进行系统的、独立的检查，以评估确定临床试验相关活动的实施、实验数据的记录、分析和报告是否符合试验方案、标准、操作规程和相关法律法规的要求。稽查在临床试验中扮演着重要的角色，它可以评估临床试验的执行是否符合相关法规要求，确保试验数据的可靠性和保护受试者的权益，评价临床试验系统的有效性，以及为申办者和其他参与方提供改进的机会。

稽查分为常规稽查和有因稽查。申办方按照一定比例选择相应的研究单位开展常规稽查工作，如选择组长单位、入组例数较多或试验进度较快的研究单位等；当试验过程中发现重大问题、特殊情况等，或接到相关人员举报时应及时开展有因稽查工作，如筛选入选比例与其他中心相差较大、AE/SAE 较多、偏离数据较多和方案违背较多等情况。

稽查开始前要制定详细可行的稽查计划，并提前告知研究中心关于稽查的目的、范围、时间，确定现场稽查期间主要研究者或其他研究者可配合参与的相关工作。稽查的对象包括试验相关活动和文件，具体是试验相关活动的实施情况，数据的记录、分析和报告的情况。稽查的依据是临床试验方案、标准操作规程（SOP）和相关法律法规。

临床试验中的稽查工作也像其他工作一样，有自己的运行轨迹和工作流程。申办者应该在标准操作规程（SOP）中描述稽查频率、稽查报告的内容和形式等。在稽查过程中，如果发现和观察到任何问题，应该记录下来。

临床试验中的稽查工作流程包括以下几个步骤。

1.制定稽查计划　根据临床试验方案和相关法规要求，确定稽查的目的、内容、步骤和时间等。

2.进行风险评估　根据临床试验的风险程度，确定稽查的重点和优先级。

3.确定稽查员　组织稽查员进行培训，确保其了解伦理和法律要求，掌握稽查技巧和工作流程。

4.进行现场稽查　根据稽查计划，对临床试验的执行情况进行现场稽查，记录问题和观察结果，并向相关人员反馈。

5.撰写稽查报告　根据现场稽查情况，撰写稽查报告，总结稽查结果，提出改进建议和措施。

6.跟踪整改情况　对稽查发现的问题进行跟踪和督促整改，确保问题得到及时解决和纠正。

通过稽查，可以确保临床试验的规范性和可靠性，保护受试者的权益，提高临床试验的质量和信誉。因此，在进行临床试验时，必须重视稽查工作，确保稽查的独立性和系统性，充分发挥稽查的作用。

三、检查

GCP规定，药品监督管理部门应对临床试验的相关文件、设施、记录和其他方面进行审核检查，以确保试验的规范性和安全性。这种检查可以在试验现场、申办者或合同研究组织所在地，以及药品监督管理部门认为必要的其他场所进行。这意味着机构、申办方、CRO等都是检查的对象。

根据我国《药品注册管理办法》的规定，药品注册过程中需要进行现场检查、有因检查和批准上市前的生产现场检测，以确保非临床研究、临床试验数据的真实性和准确性。因此，研究中心需要建立完善的管理制度，包括应对检查的内容和相关机制。研究团队成员，包括研究者、研究护士、CRC以及其他临床试验相关部门，在日常工作中应遵守法规和制度，尽职尽责，时刻做好接受检查的准备。

新药申请上市前监管部门进行的现场核查是为了评估新药的安全性和有效性，保护公众的健康和安全。因此，研究中心和研究团队应积极配合核查工作，提供必要的文件和数据，并按照核查要求进行必要的整改和调整。同时，研究团队应加强对临床试验数据的自查和管理，确保数据的真实性和准确性。

国家药品监督管理局核查中心（CFDI）一般会提前3~5个工作日以电话的方式通知研究中心，研究中心收到通知后，协同研究团队准备现场检查需要的会议室、临床试验相关的资料、可查阅EDC的电脑、打印机、Wi-Fi环境、办公用品等。现场检查当天检查员会宣读检查通知并将检查通知交予研究中心，现场检查专家一般3~5人，检查时间一般为3天，根据《临床试验现场核查要点》进行检查。检查过程中会查阅临床试验研究者文件夹、病历、受试者知情同意书、药物管理表格、生物样本管理表格等文件，实地访查临床试验相关的检查科室数据采集及评价的过程，如影像科等。在检查结束当天会出具不合格项报告，后续研究中心和研究者需要在5个工作日内完成对不合格项的回复。研究中心的回复和检查报告将会一起提交给CDE作为新药审批的依据之一。

CRC作为研究团队的重要一员，也需要应对临床试验现场检查。在准备和应对检查前，应协助机构或项目组制订自查计划，根据药物临床试验数据现场核查要点内容进行；与CRA沟通，确认CRO或者申办方自查的安排；梳理临床试验在研究中心的各项流程，如病历借阅流程、HIS系统查询流程、血样采集流程、影像流程、发药流程等，并告知相关人员。如涉及某些特殊科室，例如信息科、影像科，请研究中心人员提前进行沟通；熟悉项目中文件夹内容，记录和反馈对发现的问题，如果有疑问与研究者进行确认，且不可擅自修改。检查过程中：协助现场资料的整理；回答检查员提出的问题。检查结束后：整理和归纳试验资料，协助研究者进行不合格项回复。监管机构临床试验检查的差异见表4-12。

表4-12 监管机构临床试验检查的差异

	NMPA	FDA	EMA
通知时间	3~5个工作日	两个月	两个月
通知方法	电话	邮件	邮件
检查时间	2~3日	3~5日	3~5日
检查员人数	3~5人	1~2人	2~3人

参考文献

［1］胡蕙慧，元唯安，彭朋，等．药物临床试验质量控制中监查员管理的思考［J］．中药新药与临床药理，2013，24（5）：525-527.

第十节 临床试验团队交流

一、临床试验团队

（一）临床试验团队的组成

一个临床试验项目从启动前、启动时、实施到结束都需要各方面团队成员之间为了同一目标进行分工合作、有效沟通、协同努力，拥有团队合作精神，推动整个临床试验项目高效顺利完成。临床试验团队的成员主要包括如下。

1.申办者 申办者要开展一项临床试验需要项目组多个部分共同完成，包括项目经理、医学经理、监查员、独立的数据监查委员会、中心实验室、临床试验的研究和管理团队等。申办方可以将临床试验的部分或者全部工作委托给合同研究组织（CRO）完成，但申办者仍然是临床试验数据质量和可靠性的最终责任人。

2.伦理委员会 伦理委员会的职责是保护受试者的权益和安全，特别关注弱势受试者。临床试验启动前，申办者会向伦理委员会提交临床试验方案、知情同意书、研究者手册、招募广告、安全性资料、受试者相关补偿文件、研究者资格证明等文件，审查通过后方可启动临床试验。试验实施过程中，伦理委员会实时关注上报的方案偏离（PD）、严重不良事件（SAE）、可疑且非预期严重不良反应（SUSAR）等，评估受试者的安全信息等以保证受试者的权益和安全不受损害。

3.药物临床试验机构 药物临床试验机构是由专人负责，经医院法定代表人授权对本医疗机构药物临床试验相关活动进行管理的独立的职能部门，是药物临床研究工作的最高管理机构，负责药物临床试验的组织、监督与协调管理，职能贯穿整个临床试验过程。

4.研究者及研究护士 研究者和研究护士是直接接触受试者。尤其是研究者，作为受试者最信任的医者，从门诊到住院，全程为受试者答疑解惑及提供治疗方案。研究护士负责临床试验的全流程、全方位协调管理，两者在临床试验中的作用是毋庸置疑的。

5.药师　临床试验药品在整个临床试验过程中都存放在GCP药房中，并由专门GCP药师负责管理。

6.临床研究协调员　临床研究协调员（CRC）在整个临床试验从启动前、启动时、实施到结束都起着非常重要的作用，和各方面都有着密切的合作，和受试者接触最多，起着桥梁作用。

7.相关辅助科室　受试者同意参加临床试验，要按试验方案要求在本医疗机构相应辅助科室进行检查、化验等。

（二）临床试验团队的特点

临床试验团队组成成员较多，团队成员多元化，涉及多个领域，不仅有医疗机构内的成员，还有医疗机构外的其他领域的成员。不同领域的成员考虑问题角度不一样，并且同一领域人员较少，有些问题沟通起来难免会产生意见分歧。如果存在无效沟通或沟通障碍，势必会引起沟通双方的矛盾，影响试验项目进展，所以掌握一定的沟通技巧，进行有效沟通是非常必要的，这样才能推进试验项目顺利进行。

二、沟通

沟通是指人与人之间的信息交流过程，人们通过沟通与周围的社会环境相联系。沟通的目的是给他人提供信息、影响他人的认知和行为、为与他人建立某种联系。

（一）沟通方式的分类

沟通的方式多种多样，根据不同的分类标准，沟通可划分为不同类型。

1.按沟通所使用的符号形式分类，可分为语言沟通和非语言沟通　语言沟通指沟通者以语言、文字或符号的形式将信息发送给接收者的沟通行为。语言交流是生活和工作中的主要沟通方式。

非语言沟通是不使用语言、文字或符号的沟通，它包含的信息是通过身体动作、面部表情、声音语调、手势等产生的，可以伴随语言沟通而发生。在沟通过程中，一个人很难控制自己的内心活动，所以非语言沟通能表达真实的感受。非语音沟通能起到语言沟通无法达到的效果，越来越被重视。

2.按信息沟通时所凭借的媒介，可分为口头沟通和书面沟通　口头沟通是以口头表达形式所进行的信息沟通，如演讲、口头汇报、聊天等。口头沟通是人际关系中最常用的一种形式。口头沟通的优点是信息传递快、反馈及时。其缺点是信息传递过程中，信息容易被误解。

书面沟通是以书面文字形式进行的信息沟通，如通知、报告、文件等。书面沟通是比较规范、正式的沟通。书面沟通的优点是内容逻辑性强、条理清晰，可长期保存，便于查询。其缺点是费时，缺乏及时反馈。

3.按信息发送者与接收者的位置是否变换，可分为单向沟通和双向沟通 单向沟通是指信息的发送者与接收者之间相对位置不发生变化的沟通，即信息的流通是单向的，如邮件、演讲、报告等。单向沟通的优点是信息传递快。其缺点是缺少信息反馈，难以把握沟通的实际效果，无法当即做出正确的判断。

双向沟通是指信息的发送者与接收者的位置不断发生变化的沟通，即信息的流通是双向的，如微信聊天、小组协商、讨论等。双向沟通的优点是信息反馈及时，沟通信息准确性高。其缺点是信息传递速度较慢。

（二）沟通技巧

沟通不只是信息的交换，也包括分享情感、关心、支持、安慰、信任、照顾等其他许多内容。有效沟通是指接收者所接收到的信息与发送者所表达的信息相一致。有效沟通应该同时具备信息交换和情感支持两个方面。运用好沟通技巧就能进行有效的沟通。

1.真诚待人 真诚是指沟通者在沟通过程中以真正的自己与他人相处，与他人建立起真诚而有信任感的关系。真诚的特点是表里如一，真心地想帮助他人，表达自己真正的想法和对问题的看法。真诚不仅是一种态度，更是一种无形的力量，它能够打开人心的大门，赢得他人的信任。当我们真心地想帮助他人时要用行动来展现我们的关爱和支持，让对方能真正感受到我们的真诚，拉近彼此之间的距离，搭建起相互信任、相互尊重、相互理解的桥梁。

2.主动倾听 倾听是人们接收、感知和理解对方信息的过程。倾听并不是简单地听对方说什么，更应该关注伴随说话者的非语言信息，通过集中注意力和敏锐的观察，不断地解释所听到的话，理解沟通中所传达的所有信息。主动倾听的最终目的是理解他人，并以一种合适的方式对他人所讲的话做出反应。

社会心理学家艾根提出了主动倾听的一般性指导原则，简称SOLER。各字母分别代表如下含义。

S：面对他人，让对方看到你的全部。

O：开放的姿势，传达出一种开放性地接受他人。

L：身体稍微前倾，表示对他人感兴趣。

E：目光保持接触，包括聆听者的目光与对方的目光在同一高度水平上。

R：放松的姿势，表示与对方的交谈是在一种轻松、舒适、自然的状态下进行的。

主动倾听的行为对他人是一种鼓励，一种尊重，能激发他人的自信，鼓励他人继续讲述他们自己的经历、想法和感受，有助于他们更好地表达自己的真实感受。

3.换位思考 换位思考是设身处地地为他人着想，即想人所想，理解至上的一种处理人际关系的方式，是一种非常重要的沟通技巧，是良好人际关系的需要。由于每个人涉及的知识领域、文化程度、社会背景等都不同，所以对待同一件事情就会从不同的角度去思考，就会有不同见解。要感受别人的想法，从对方立场看事情，以对方的心境来思考问题，从而与对方在情感上得到沟通，为增进理解奠定基础。人与人之间要互相理解、信任、尊重，并且要学会换位思考，多去站在别人的角度上思考，这是人与人之间交往的基础。当我们学会了换位思考，意味着你可以接纳更多的人，获得更多人的支持与鼓励，格局和思维都变大了，你的内心世界也就变强大了。

4.寻求支持 支持是帮助工作更有效和使工作状态感觉更好的任何事情，可以是认知、情感和物质上的支持。

认知是指通过心理活动（如形成概念、知觉、判断或想象）获取知识。认知也称为认识，是指人认识外界事物的过程，或者说是对作用于人的感觉器官的外界事物进行信息加工的过程。它包括感觉、知觉、记忆、思维等心理现象。

情感上的支持是伴随着与同事之间直接的、开放式的沟通所产生的良好的感觉。团队成员之间互相尊重，愿意倾听、理解和接纳每个团队成员的观点，使每个成员能够自由地表达意见和见解，将增加团队成员之间沟通、交流与合作过程中的舒适感，从而有利于增强工作的积极性和主动性。

物质上的支持是在人力、计算机、设备或环境的空间安排上给予的具体帮助，这些帮助能够使工作环境和条件得到进一步的改善。如人员配备和排班上的需求，物品供应、仪器设备和环境便捷上的需求。

确定自己在工作环境中所需的必要支持，并能够以正确的方式向合适的人员提出请求，有助于获得所需的支持和帮助，并能够在帮助与被帮助的过程中增强团队合作的凝聚力，增进彼此的信任关系。

三、临床研究协调员在临床试验团队交流中的作用

临床试验项目是需要多方合作完成的，合作过程中离不开沟通。主要研究者监督管理整个试验项目的运作，是临床试验沟通协调中最重要的角色。而临床研究协调员（CRC）参与试验过程中每个环节，故参与沟通协调工作最多。沟通是一个传递信息、思想和情感，并且达成共同协议的过程。因此，在临床试验中，沟通起着至关重要的作用。有效的沟通不仅可以提高工作效率，还可以保证临床试验的质量。CRC日常工作比较繁琐，除了需要细心和责任心外，还要具备基本的沟通技巧和学习掌握相关的专业知识。这样，在实际工作中即使遇到比较棘手的问题，也能轻松应对。

（一）CRC与申办方的沟通

CRC要学习GCP和临床试验相关的法律法规和规范要求，具备足够的临床试验知识有助于与相关人员沟通交流。熟悉临床试验方案、试验流程、实验室手册及中心实验室的相关流程等，这样才能让沟通的过程更加顺畅和有效，减少不必要的方案违背，提高试验质量。CRC协助研究者与申办方沟通的事宜相对比较多。

试验方案及流程描述模糊不清、模棱两可，需要与监查员（CRA）核实确认，或者CRA在监查过程中发现问题，要与CRC及时沟通，及时整改。可以说在整个临床试验过程中与申办方沟通方面，CRC与CRA之间沟通最多，这就需要CRC和CRA都具备自己的专业知识和沟通技巧，需要认识到我们是一个团队，是合作伙伴，为了一个共同目标而努力，更需要相互信任、相互尊重、相互理解，积极沟通。因为CRC与CRA立场不同，难免会有意见分歧，这时就需要换位思考，多一些包容和理解，使沟通顺畅，推动临床试验项目的进展。

还有如剂量调整、入组及排除标准、生物样本、影像评估、SAE等一些问题，也需要与医学经理、中心实验室及中心影像部门等进行沟通。沟通方式以电子邮件为主，比较着急情况下，先电话、微信语音视频沟通，随后最好附上邮件，打印保存，以备用。

总之，沟通越到位，临床试验项目进展越顺畅，临床试验质量越高。

（二）CRC与伦理办公室的沟通

CRC与伦理办公室的沟通相对比较少，主要是协助CRA和研究者递交和取

回临床试验相关文件。CRC按照伦理办公室的相关流程和规章制度递交即可。

（三）CRC与临床试验机构的沟通

CRC应熟悉所在药物临床试验机构的相关流程和规章制度。如果CRC在临床试验启动前就参与到项目中，CRC协助立项、取送协议、取发票、上报SUSAR、报销受试者补助、机构质控等。CRC应事先熟悉办理各项事务的流程，知道负责事务的相关人员，按照流程办事，相对来说也比较简单。

（四）CRC与受试者的沟通

在临床试验过程中，CRC与受试者沟通最多，所以CRC掌握一定的沟通技巧，与受试者进行有效沟通是至关重要的。

CRC协助研究者收集受试者资料、安排受试者随访等，这就需要CRC掌握一定的相关医学知识，有一定的医学背景会让受试者产生信任感，受试者会自主输出大量信息，CRC提取研究者及临床试验所需要的信息。CRC及时、准确地收集到受试者的化验单、检查报告、不良事件等，并及时反馈给研究者，既能保护受试者安全和权益，又能保证临床试验质量。大多数受试者没有医学背景，不懂得医学术语，在与受试者沟通时尽量用通俗易懂的语言，涉及重要内容，可以让受试者及家属复述，或者记录下来，避免遗忘或者弄错。CRC一定要告知受试者，为其安全考虑，有任何不适、需要用临床试验以外的药物时，都要第一时间告知CRC，CRC再反馈给研究者，研究者来判断不适情况是否需要处理、是否有药物禁忌，以免处置不及时给受试者带来伤害。及时提醒受试者到院访视的时间及注意事项，避免受试者错过检查和用药。

（五）CRC与研究者及研究护士的沟通

CRC有效地与研究者沟通不仅可以提高工作效率，而且可以保证临床试验的质量。

筛选期，研究者推荐了受试者后，CRC协助研究者尽可能全地收集受试者资料，同研究护士/研究者一起，初步核对现有资料显示是否可能符合入组标准不符合排除标准。如果受试者有入组意愿，并且初步判断可能符合条件，提供给研究者和受试者正确版本的知情同意书，协助研究者完成知情同意过程，然后根据方案要求和研究者指示安排受试者的检查及用药等。

用药过程中，CRC及时、准确地收集受试者检查、检验报告、不良事件、合并用药等，并及时反馈给研究者，让研究者及时给予判断，以保证受试者的安全。尤其是受试者发生SAE，在外院住院，CRC必须及时、准确、完整地收集受试者资料，反馈给研究者，研究者及时作出正确的判断和用药指导，有利于受试者病情稳定。

CRC协助研究者管理受试者，让研究者把主要精力放在受试者的诊疗工作上，让主要研究者执行监督管理的职能。

CRC协助研究护士管理试验用药和生物样本。协助研究护士到GCP中药房取药，取回与研究护士核对无误，静脉输液药物交接予临床护士配液、输注，口服药与研究护士一起发给受试者，指导其正确用药及记录日记卡，下次访视收回剩余药物和日记卡，并且核对有无漏服或多服。协助采集、处理、保存及转运生物样本。

（六）CRC与GCP中药房的沟通

CRC协助GCP中药房接收、核对试验用药，定期清点药品，协助回收过期药品及受试者剩余药品。

（七）CRC与相关辅助科室的沟通

CRC与相关辅助科室沟通很少，但也是必不可少的。按临床试验方案要求，受试者要做心电图、肺功能、B超、CT、核磁共振等检查，CRC要与相关科室沟通预约检查时间和报告时间，涉及肿瘤项目还要去影像科沟通肿瘤评估表和刻盘。

总之，临床试验质量的提高，与CRC在工作中和各方人员的密切沟通是分不开的。由于CRC的参与，很多问题都能较为及时地得到处理和解决。

参考文献

［1］梁晓坤．临床研究协调员规范化培训手册［M］．北京：北京大学医学出版社，2019．

［2］岑华芳．浅谈CRC在临床试验中的作用及沟通方法［J］．医学信息，2015，28（24）：289.

第十一节 临床试验必备文件管理

临床试验必备文件是指能够单独或者汇集后用于评价临床试验的实施过程和试验数据质量的文件，用于证明研究者、申办者和监查员在临床试验过程中遵守了《药物临床试验质量管理规范》《医疗器械临床试验质量管理规范》及相关药物临床试验的法律法规要求。必备文件是申办者稽查、药品监督管理部门检查临床试验的重要内容，并作为确认临床试验实施的真实性和所收集数据完整性的依据，是申报药物上市的重要依据。研究者、研究护士和临床研究协调员及时完整地如实记录、监查员认真全面的数据查对、文件管理人员定期的归档整理保证了药物临床试验资料的及时、准确、完整、清晰及可溯源。

一、临床试验必备文件的分类

（一）研究者文件夹相关文件

1. 申办者相关文件 申办者开展一项临床试验前要向伦理委员会提交包括但不限于以下资料：药品监督管理部门对临床试验方案的许可或备案、研究者手册、试验方案及其修正案、病例报告表、知情同意书、研究协议、受试者招募广告及其他提供给受试者的书面文件、保险和赔偿措施或相关文件、申办方资质证明（营业执照、药品 GMP 证书、药品生产许可证）、试验药物的药检证明（含对照药）、药品标签、医疗器械企业许可证及中心实验室质控证明、监查单位资质文件、日记卡、设盲试验相关文件等，如试验中涉及外资背景并且有生物样本的留取，还需获得遗传办批件。除此之外，申办方项目组还要提供试验过程中需要记录试验相关数据的表格，以便研究者、研究护士及临床研究协调员及时、全面、准确地书写记录。

2. 医疗机构相关文件 检查设备仪器的质控证明，血液学检查项目室间质评，实验室检测正常值范围，血压计、体温计、体重计、离心机及超低温冰箱校准证书等。

3. 研究者相关文件 研究者履历、GCP 培训证书及从业资格证书，研究者授权表及签名样张、启动会文件及培训记录。

（二）受试者文件夹相关文件

知情同意书、筛选期资料、检查单及检验单、研究病历、不良事件及合并用药记录单、处方及随机页、日记卡、生活质量问卷等。除研究病历外，受试者的住院病历和门诊病历按照医院规范的医疗流程进行归档管理。

（三）试验药品管理文件夹相关文件

试验药品到药快递单、接收单，药检报告，温湿度记录及温度计校准证书，试验药品库存表，试验药品发放、使用、回收、销毁表。

（四）生物样本管理文件夹相关文件

生物样本的采集与处理要严格遵守项目实验室手册要求进行操作，尤其是Ⅰ期临床试验，一般都设有严格的密集采血时间点，在时间窗内完成对PK、PD等标本的采集和处理，并详细如实记录标本的采集时间，离心力、离心温度及离心时间，存放时间，保存温度，转运时间等。标本标签粘贴牢固、内容清晰可辨，按照实验室手册要求定期转运标本，全程温控，并将温度记录打印存放。

（五）其他类文件

受试者筛选表与入选表、受试者鉴认代码表、严重不良事件、SUSAR、方案偏离报告、质量控制报告、年度报告、总结报告、至伦理委员会的结题报告等。

二、临床试验必备文件的特点

（一）原始性与真实性

研究记录的原始性是在试验的观察地点即时记录下某种发现或数据，记录文件的内容和格式应当严格保持试验现场记录的原貌。真实性是指对试验资料的内容、数据和背景信息在进行核准、核查后，确认其与原始文件中记录的数据完全一致。试验记录的原始性与真实性也是保证试验结果科学、可靠的必备前提。

（二）保密性

临床试验的所有资料如试验方案内容、中心实验室手册以及受试者的基本信息、受试者研究病历、试验小结和总结报告等信息都应严格保密，所有权归属申办方。试验资料仅药品监督管理部门、申办方和临床试验机构相关人员可借阅查看，不得对外泄露。

（三）及时性

试验资料的及时性包括记录归档的及时性和上报的及时性。完成研究工作后必须在药物临床试验资料管理制度规定的时间内完成研究资料的归档工作，归档不及时往往会增加资料丢失的风险。对于试验过程中发生的严重不良事件应及时上报。及时性是准确性、完整性的保证。

（四）完整性

药物临床试验全过程产生的原始资料种类繁多、累积跨时长，很多资料需要多次反复留存，包括临床前的启动资料、伦理批件、试验方案，实施过程中收集的知情同意书、方案执行情况、药物使用登记、药物的不良反应、样本采集处理记录，试验结束后的总结报告、统计报告等。完整性原则是必须包括所有原始文件和有关资料，能够证明所提交的各项药品注册资料的真实性和可溯源性。

三、临床试验必备文件的保存

申办者、研究者和临床试验机构应当确认均有保存临床试验必备文件的场所和条件。保存文件的设备条件应当具备防止光线直接照射、防水、防火等条件，有利于文件的长期保存。被保存的文件需要易于识别、查找、调阅和归位。用于保存临床试验资料的介质应当确保源数据或者其核证副本在留存期内保存完整和可读取，并定期测试或者检查恢复读取的能力，免于被故意或者无意地更改或者丢失。试验过程中形成的文件，不论是成功的记录还是失败的记录，都具有同等重要的价值，均需归档。

（一）临床试验必备文件保存期限

申办者和临床试验机构必须按照《药物临床试验质量管理规范》的最低要求保存各种试验资料、记录及文件，直到申办者声明不再需要为止，按照《药物临床试验质量管理规范》《医疗器械临床试验质量管理规范》规定，药物临床试验：用于申请药品注册的临床试验，必备文件应当至少保存至试验药物被批准上市后5年；未用于申请药品注册的临床试验，必备文件应当至少保存至临床试验终止后5年。医疗器械临床试验：应当保存临床试验基本文件至医疗器械临床试验完成或者终止后10年。

（二）临床试验必备文件保存方法

1.纸质文件 纸质文件目前是临床试验资料中占比最多的一种形式，整个临床试验过程中会产生大量涉及研究者、研究护士及临床研究协调员等签字的纸质文件，作为源数据，必须妥善保存，另外，如用热敏纸打印的心电图等，应同时复印一份保存。

2.光盘 临床试验过程中还有些资料需要刻录成光盘保存，如电子病历报告表、影像资料、GCP药房温度记录等。

3.电子文案 随着电子信息化的发展，许多临床试验机构的信息化系统已具备建立临床试验电子病历系统，相应的计算机化系统应当具有完善的权限管理和稽查轨迹，可以追溯至记录的创建者或者修改者，保障所采集的源数据可以溯源。

4.照片 归档的照片应具备主题鲜明、影像清晰、画面完整、未加修饰剪裁等特点，收集与归档范围的底片（或照片电子文件）与照片影像应一致。

5.录音录像 录音录像文件应客观、系统地反映临床试验的内容，画面完整、端正，声音和影像清晰，录音文件应是音频文件，录像文件应是音频、视频封装为一体的音视频文件，记录了人物影像、在版权保护期内的录音录像档案的应符合国家有关规定，并注意保护摄影对象的隐私，临床试验机构应根据存档录音录像文件存储介质配备相应的读取设备，以保证能够正常读取录音录像文件。

四、建立完善的临床试验必备文件管理制度与管理设施

完善的管理制度是确保试验必备文件管理工作有效发展的重要手段。根据GCP规定，规范临床试验必备文件的管理，保证其安全性及完整性，临床试验机构应当制定有临床试验必备文件管理制度及涵盖临床试验必备文件管理各个环节的临床试验必备文件管理SOPs，并对相关工作人员进行培训，明确岗位责任，责任到人，使文档收集与整理、审核与归档和借阅均按照操作流程进行。各类归档资料均应完整、有序分类，一并交予档案管理员清点、核查，无误后归档至档案室。为使试验资料归档内容及过程明确、具有可操作性，应建有符合GCP要求的项目资料归档目录，建立该试验资料文件夹，收集整个过程所产生的资料，保证资料的完整、真实、准确、规范。临床试验机构应制定有突发灾害的应急预案，应急预案包括但不限于以下方面：突发自然灾害（如水淹、地震等）的应急

预案；突发性事故（如档案丢失、档案被盗、档案泄密、计算机信息系统崩溃和火灾等）的应急预案。管理制度、SOPs 及应急预案应符合法规要求，并具有可操作性。

每一临床试验项目的文件数量繁多，加强硬件建设是做好试验资料管理与保存工作的重要保证。临床试验机构应建立专门的资料室和足够数量的文件柜，按项目分别存放，禁止试验项目资料混放，文件柜上锁，专人管理。文件柜应按顺序编号并在柜门外贴有项目名称及柜中文件清单。

临床试验机构应根据临床试验必备管理要求配备适宜的档案保管设施，适宜的档案保管设施，如密闭五节柜、密集架、光盘柜、防磁柜等档案装具。临床试验机构有防火、防紫外线、防有害生物、防水、防潮、防尘、防高温、防污染等防护措施。资料档案室应有控制温湿度的设备设施，如空调机、除湿机、加湿器、排风扇，并定期检修、保养。

五、临床研究协调员在临床试验必备文件管理中的作用

临床研究协调员（CRC）在临床试验必备文件管理中承担着重要的角色。CRC 要及时、完整收集临床试验相关文件，按照医疗机构临床试验必备文件管理要求及时进行归档，并要有保密意识，试验资料仅药品监督管理部门、申办方和临床试验机构相关人员可借阅查看，不得对外泄露。如发现文件缺失或者内容不完整，及时向相关人员获取，进行补充归档。

临床试验启动前，如果 CRC 已经参与该项临床试验，则根据各研究中心伦理委员会和国家药物临床试验机构的要求，协助研究者递交试验相关文件，如药品监督管理部门对临床试验方案的许可或备案、研究者手册、试验方案、病例报告表、知情同意书、申办方资质证明（营业执照、药品 GMP 证书、药品生产许可证）、试验药物的药检证明（含对照药）、医疗器械企业许可证及中心实验室质控证明、监查单位资质文件、病历报告表、研究协议等，并且整理、保存至研究者文件夹。

临床试验启动时，CRC 要协助研究者和研究护士收集研究人员简历、相关资质证明、GCP 培训证书等，收集启动会培训的相关资料及培训签字，收集主要研究者对于各个角色的分工授权。协助临床研究监查员（CRA）和研究护士将临床试验方案、知情同意书、生活质量问卷或者疼痛问卷、服药日记卡、药品管理表格、生物样本管理表格及试验相关资料分别建档保存备用。

临床试验实施过程中，CRC 除对研究者文件夹进行及时更新整理外，还需要

及时、完整、准确地协助研究者和研究护士收集受试者病史资料、生活质量问卷或者疼痛问卷、检查报告单、检验报告单、服药日记卡或用药记录、疗效评估表等，研究者和研究护士查阅评估后将这些资料与研究者书写的病历一起归档保存。如果发生严重不良事件（SAE），则将SAE报告表及报告申办者回执保存完好。

临床试验结束时，CRC与研究护士及CRA一起将所有研究者文件夹、受试者文件夹、药品管理文件夹、生物样本管理文件夹等相关试验资料按照完结项目资料管理要求进行整理，递交机构档案管理员进行保存管理。

参考文献

［1］梁晓坤.临床研究协调员规范化培训手册［M］.北京：北京大学医学出版社，2019.

［2］肖爽，陈华芳，程晓华，等.临床试验机构档案管理专家共识［J］.药物评价研究，2023，46（9）：1854-1862.

［3］高琳艳，胡朝英，裴彤，等.药物临床试验必备文件的档案管理研究［J］.现在药物与临床，2022，37（9）：1919-1922.

第五章　临床药理学基础知识

第一节　药物作用

药物作用，严格说，是指药物与机体组织间的原发作用；药物效应是指药物原发作用所引起的机体器官原有功能的改变。二者可相互通用。

一、药物作用的方式

（一）局部作用和全身作用

根据药物作用部位，无需药物吸收而在用药部位发挥的直接作用，称局部作用。如口服硫酸镁在肠道不易吸收，有导泻作用。局部麻醉药注射于神经末梢或神经干周围，可阻断神经冲动的传导起局麻作用。全身作用是指药物吸收入血循环后分布到机体各组织器官而发挥的作用，又称吸收作用或系统作用。

（二）对因治疗和对症治疗

根据用药的目的不同可分为对因治疗和对症治疗。针对病因治疗，称对因治疗。如用化疗药物杀灭病原微生物以控制传染病。在预防医学中也起着重要作用。用药物改善疾病症状，但不能消除病因，称对症治疗。如用解热镇痛药使发热患者体温降至正常，并非消除病因。一般地讲，对因治疗比对症治疗重要，但对一些严重危及患者生命的症状，有时对症治疗的重要性并不亚于对因治疗。如剧烈疼痛可能引起休克，镇痛药虽不能解除疼痛的原因，但由于疼痛的缓解可避免发生休克。细菌感染主要用抗菌药物对因治疗，但如体温过高，特别是小儿高热可引起惊厥，也可能损害神经系统。这时，高热症状已转化为主要矛盾，应及时采用解热镇痛药治疗，并同时合用抗生素。急则治其标，缓则治其本。在一定情况下，应采用标本兼治的措施。

（三）直接（原发）作用和间接（继发）作用

按药物发挥作用的先后顺序可分为原发（直接）作用和继发（间接）作用。

直接作用是指药物被吸收后，对机体首先产生的作用。间接作用是指通过神经反射机制或者体液调节机制引起远隔器官功能改变。例如，硝苯地平的直接作用是降低血管平滑肌细胞内的钙离子浓度，松弛血管平滑肌，进而扩张血管。间接作用是由于交感神经紧张引起的脉搏数增加作用（心动过速作用）。

（四）急性作用和慢性作用

单次给药后迅速产生的作用叫做"急性作用"，反复给药后产生的作用叫做"慢性作用"。

（五）选择性作用和非选择性作用

根据机体器官对药物敏感度的不同，药物作用可分为选择性作用和非选择性作用。选择性高的药物作用被称为选择性作用。例如，选择性的 β 受体阻滞剂作为抗心律失常药使用时，与普萘洛尔等非选择性 β 受体阻滞剂相比，对 $β_2$ 受体的阻断作用非常弱，因此不易产生支气管哮喘恶化等有害反应。选择性高是由于药物与组织的亲和力大，且组织细胞对药物的反应性高。

（六）激动作用和拮抗作用

药物与受体结合，发挥其生物学效应被称为激动作用。产生这种作用的药物叫激动剂。相反，药物与受体结合后非但不产生生物学效应，还能使激动剂不能与受体结合发挥作用，被称为拮抗作用，这种药物被称为拮抗剂。

（七）治疗作用和不良反应

药物对机体产生的反应分为治疗作用和不良反应。凡是能达到防治效果的作用称为治疗作用；凡是出现的与治疗无关的其他反应均统称为不良反应，包括副作用、毒性反应、变态反应、后遗效应、致畸作用等等。其中，副作用一般比较轻微，是可逆性的功能变化。请不要混淆不良反应和副作用。

二、药物作用机制

药物作用机制即研究药物为什么起作用和如何起作用。这将有助于阐明药物的治疗作用和不良反应，进一步提高药物疗效而减少不良反应；探索药物的构效关系，以便为开发新药提供线索；同时，也可为深入了解机体内在的生理、生化或病理过程提供依据。

（一）非特异性药物作用机制

非特异性药物的作用机制主要与药物的理化性质如解离度、溶解度、表面张力等有关；可借助于渗透压、脂溶性或络合作用等改变细胞周围的理化条件而发挥药效，但与药物的化学结构关系不大，故作用机制比较简单。例如，静注甘露醇高渗生理盐水，利用其高渗透压对周围组织的脱水作用，可消除脑水肿或肺水肿。此药在体内不被代谢，经肾排泄，故有渗透性利尿作用。

（二）特异性药物作用机制

特异性药物，也称结构特异性药物，大多数药物属于此类。其生物活性与其化学结构密切相关。它们能与机体生物大分子的功能基团结合，诱发一系列生理、生化效应。这些药物大部分能与体内的关键酶和受体特异性结合，从而发挥作用，包括抗体类药物如帕博利珠单抗、卡瑞利珠单抗以及靶向的小分子药物，如奥希替尼、埃克替尼等。

三、药物的量–效关系

药物的作用强度原则上取决于其剂量。在一定剂量范围内，药物剂量的大小与血药浓度高低成正比，亦与药效的强弱有关。这种剂量与效应的关系称量–效关系。若以剂量（dose）为横坐标，效应（response）为纵坐标作图，其量–效曲线为一条先陡后平的曲线，如图5–1所示。如把剂量转换为对数剂量，将效应转换为最大效应百分率，则量–效曲线成为一条左右对称的S形曲线。在50%效应处，斜率最大，故常采用半数有效量（ED_{50}）计算药物的强度，也可以理解为50%人群产生效应的剂量。如果观察的效应指标是毒性比如死亡，那么50%效应对应的剂量就是半数致死量（LD_{50}），LD_{50}是在动物实验中常用的指标。

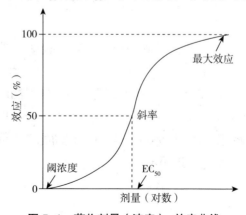

图 5–1　药物剂量（浓度）–效应曲线

由于药物的血药浓度与效应的关系更为密切，现在常用药物浓度替代给药剂量作图得到浓度-效应（concentration-response）曲线，那么50%效应处的药物浓度被称为EC_{50}，可以理解为药物效应达到最大效应50%所需要的药物浓度。血液中的药物浓度是药物发挥效应的物质基础。

治疗指数（TI）可以用来估计药物的安全性，此数值越大越安全。

$$TI = LD_{50}/ED_{50}$$

安全指数（safety index）是评价药物安全性的更常用的指标，是最小中毒剂量（LD_5）与最大治疗剂量（ED_{95}）的比值。

$$安全系数 = LD_5/ED_{95}$$

在临床上，有时也用安全范围（margin of safety）来表示药物的安全性，即最小中毒剂量（LD_5）与最大治疗剂量（ED_{95}）的距离，距离越大，安全性越高。安全范围=LD_5-ED_{95}。如图5-2所示，A药的安全范围比B药大，所以A药更安全。

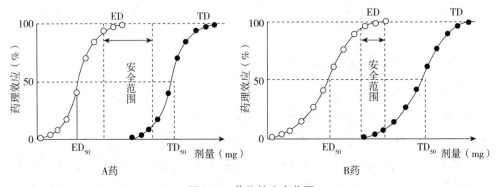

图5-2　药物的安全范围

第二节　药代动力学

药代动力学以机体对药物的处置为研究对象，包括药物在体内的吸收、分布、代谢、排泄过程。在临床研究中，药代动力学可以揭示随时间变化药物的摄入（包括剂量、剂型、给药方式和频率等因素）与体内药物浓度之间的关系。临床药代动力学研究通常采用血液（血浆、血清或全血）作为检测部位，使用检测结果和时间绘制药物浓度-时间曲线图，计算药代动力学参数，以此为依据指导制定最佳给药方案以及临床合理用药。

一、药物的体内过程

药物的体内过程具体描述如图5-3。

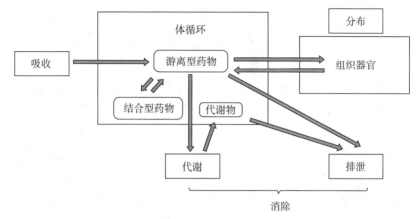

图 5-3 药物的体内过程

(一)吸收

药物由给药部位进入血液循环的过程称为吸收(absorption)。由于静脉注射和静脉滴注时药物直接进入血液,因此没有吸收过程。不同的给药途径,直接影响药物的吸收程度和速度。最常见的吸收途径为消化道内吸收,包括口服给药、舌下给药、直肠给药等,其中口服给药是最常用、最安全的给药途径,其吸收部位为胃肠道。影响口服药物经胃肠道吸收的因素分为以下几点。

1.药物的理化性质 如脂溶性、解离度等。

2.剂型 包括口服药物粒径的大小、赋形剂种类等。

3.药物的相互作用 如同时口服给药的两种药物为肠道P-糖蛋白底物和环孢素(P-糖蛋白抑制剂)时,后者可能会导致前者的吸收增大。

4.胃肠内pH 药物经口服后,弱酸性药物易在胃吸收,弱碱性药物易从小肠吸收,改变胃肠道pH可以改变药物从胃肠道吸收。

5.胃排空速度和肠蠕动 胃排空以及肠蠕动的快慢能显著影响口服药物在小肠的吸收。肠蠕动增加能促进固体制剂的崩解与溶解,使溶解的药物与肠黏膜接触,使药物吸收增加。

6.胃肠内容物 胃肠中食物可使口服药物吸收减少,这可能与食物稀释、吸附药物或延缓胃排空有关。

7.首过效应 这种现象是剂量依赖性的。小剂量药物因首过效应可使进入体循环量的原形药物减少；但当给予大剂量的药物，超过酶的催化能力时，则进入体循环量的原形药物量会明显增加。部分经直肠给药的药物可以避开首过效应。

（二）分布

分布（distribution）指药物吸收后随血液循环到各组织器官的过程。药物作用的快慢和强弱，主要取决于药物分布进入靶器官的速度和浓度。而药物消除的快慢，则主要取决于药物分布进入代谢和排泄器官（肝脏、肾脏）的速度。药物的分布速率主要取决于药物的理化性质、器官血流量以及膜的通透性。大多数药物的分布过程属于被动转运，少数为主动转运。药物首先分布到血流量大的组织器官，然后再向肌肉、皮肤或脂肪等血流量少的组织器官转移。影响药物分布因素分为以下几点。

1.血浆蛋白结合率 与蛋白结合的药物不能通过细胞膜，故不能发挥其药理活性。游离型药物能通过细胞膜分布至体内组织，从而发挥其药理活性。临床上应注意以下几点：①当药物与蛋白结合达到饱和以后，若继续增加药物剂量，游离型药物可迅速增加，导致药物作用增强或不良反应发生。②在血浆蛋白结合部位上药物之间可能发生相互竞争，使其中某些药物游离型增加，药理作用或不良反应明显增强。③当某些疾病导致血液中血浆蛋白过少时，游离型药物浓度增大，容易发生药物作用的增强和中毒。

2.细胞膜屏障 主要为血-脑屏障和胎盘。

3.器官血流量与膜的通透性 药物在高血流量器官中分布快且含量较多，细胞膜对药物通透性不同也影响药物的分布。

4.体液的pH和药物的解离度 在生理情况下，细胞内液pH为7.0，细胞外液pH为7.4，弱酸性药物在细胞外液浓度高于细胞内。弱碱性药物则相反。

5.药物与组织的亲和力 药物与组织的亲和力不同可导致药物在体内选择性分布，常可导致某些组织中的药物浓度高于血浆药物浓度。

6.药物转运体 药物转运体可影响药物的分布。特别是在药物相互作用时，可使药物的分布发生明显变化而导致不良反应的发生。

（三）代谢

药物代谢（metabolism）是指药物在体内发生的化学结构的改变。发生药物代谢的主要部位是肝脏，一般分为Ⅰ相和Ⅱ相反应。Ⅰ相反应包括氧化、还原、水解，主要由肝微粒体混合功能氧化酶（细胞色素p450）以及存在于细胞质、线粒体、血浆、肠道菌丛中的非微粒体酶催化。Ⅱ相反应为结合反应，药物分子结构中暴露出的极性基团与体内的化学成分如葡萄醛酸、硫酸、甘氨酸、谷胱甘肽等经共价键结合，生成易溶于水且极性高的代谢物，以利于迅速排出体外。影响药物代谢的因素为以下几点。

1.遗传因素 遗传因素所致药物代谢差异将改变药物的疗效或毒性。不同种族和不同个体间由于遗传因素的影响，对同一药物的代谢存在极为显著的差异。

2.环境因素 环境中存在的许多化学物质可以使药物代谢酶活性增强或减弱，改变生物转化速度，进而影响药物作用的强度与持续时间。某些化学物质能提高肝微粒体药物代谢酶的活性，从而提高生物转化的速率，此现象称为酶的诱导。某些化学物质能抑制肝微粒体药物代谢酶的活性，使其代谢药物的速率减慢，此现象称为酶的抑制。

（四）排泄

药物及其代谢物通过排泄器官被排出体外的过程称为排泄（excretion）。排泄是药物最后彻底消除的过程。大多数药物及其代谢产物的排泄为被动转运，少数以主动转运方式排泄。药物的排泄主要为以下途径。

1.肾排泄 药物及其代谢产物经肾脏排泄有三种方式，即肾小球滤过、肾小管主动分泌和肾小管被动重吸收。前两个过程是血中药物进入肾小管腔内，后一个过程是将肾小管腔内的药物再转运至血液中。

2.胆汁排泄 某些药物经肝脏转化为极性较强的水溶性代谢产物，也可自胆汁排泄。对于从胆汁排泄的药物，除需要具有一定的化学基团及极性外，对其分子量也有一定的要求，通常分子量大于500的化合物可从人体胆汁排出，分子量超过5000的大分子化合物较难从胆汁排泄。由胆汁排入十二指肠的药物可从粪便排出体外，但也有的药物再经肠黏膜上皮细胞吸收，经门静脉、肝脏重新进体循环的过程称为肝肠循环，肝肠循环能延迟药物的排泄，使药物作用时间延长。

3.肠道排泄 经肠道排泄的药物主要有：①未被吸收的口服药物；②随胆汁排泄到肠道的药物；③由肠黏膜主动分泌排泄到肠道的药物。

4.其他途径 许多药物还可通过唾液、乳汁、汗液、泪液等排泄。

二、主要的药动学参数及其临床意义

1.半衰期（$t_{1/2}$） 通常是指药物的血浆消除半衰期，它的概念是血浆药物浓度降低一半所需的时间。是表述药物在体内消除快慢的重要参数，单位通常为

min或h。

2.峰浓度（c_{max}） 给药后血药浓度达到峰值的浓度，是评估药物在体内的起效和毒性的重要参数。

3.达峰时间（t_{max}） 给药后血药浓度达到峰值的时间，是评估给定剂量下的药物吸收速度的重要信息。

4.血药浓度-时间曲线下面积（AUC） 是指血药浓度数据（纵坐标）对时间（横坐标）作图所得曲线下的面积，是计算生物利用度的基础数值。AUC与吸收后进入体循环的药量成正比，反映进入体循环药物的相对量。

5.表观分布容积（Vd） 是指体内药物总量按血浆药物浓度推算时所需的体液总容积。主要反映药物在体内的分布程度和药物在组织中的摄取程度。若一个药物的Vd为3~5L，那么这个药物可能主要分布于血液中，并与血浆蛋白大量结合；若药物的Vd为10~20L，则药物主要分布于血浆和细胞外液，这类药物不易通过细胞膜而进入细胞内液；若药物的Vd为40L，则药物分布于血浆、细胞外液和细胞内液，表明其在体内分布广泛。

6.总体清除率（CL） 又称血浆清除率，是指体内各个消除器官在单位时间内清除药物的血浆容积，即单位时间内有多少毫升血浆中所含药物被机体清除。它是肝、肾以及其他途径清除率的总和。

7.稳态血药浓度（Css） 按固定间隔时间给予固定药物剂量，多次给药直至在剂量间隔内消除的药量等于给药剂量，从而达到平衡，这时的血药浓度称为稳态血药浓度。按半衰期给药，则经过相当于5个半衰期的时间后血药浓度基本达到稳定状态。达到的时间仅决定于半衰期，与剂量、给药间隔及给药途径无关。

第三节 药代动力学的个体差异

不同患者对给定剂量的药物在药代动力学行为上时常产生差异，原因是多样的，包括遗传、疾病、年龄、体重、性别、合并用药以及生活习惯和环境因素等（图5-4）。

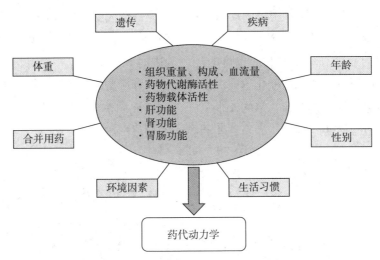

图 5-4　造成药代动力学个体间差异的因素

1.遗传　遗传相关的个体间药代动力学差异几乎都局限于药物代谢方面，现在已经明确药物代谢方面的几个遗传多态现象，主要包括氧化、S-甲基化、乙酰化和水解。遗传多态性会导致相关的药物代谢酶发生变化从而影响药物代谢。在吸收、分布和排泄方面，临床上很少有经确证的遗传多态现象。

2.疾病　疾病是造成药代动力学个体差异的一个重要因素。当患者患有肾功能损害或肝病、充血性心力衰竭、甲状腺疾病、胃肠疾病及其他一些疾病时，常规剂量往往要进行较大的调整。

3.年龄和体重　药物在不同年龄段的机体内药动学行为存在差异，尤其是老人和儿童，需要在用药上加以调整。临床上时常会使用mg/kg的计量表达方式，在这种情况下计算给药剂量时，某些体脂率过高的患者可能会出现过高估算剂量的风险。

4.性别　性别相关的差异存在于激素平衡、机体组成和某些酶活力中，这一差异在药代动力学方面能够体现，但总的来说影响较小。

5.合并用药　当患者共同服用的药物是药物代谢酶的拮抗剂或增强剂时，会使药代动力学行为发生变异。

6.生活习惯　饮食，尤其是高脂饮食能减慢胃的排空，因此可以降低口服用药的吸收率。而人体内的药物代谢酶合成依赖蛋白质的摄入，当患者的蛋白质摄入长期严重不足时，尤其是不平衡饮食时，药物的代谢就会受到损害。另外，在服药期间尤其要注意葡萄柚汁，其所含的化合物会抑制肠道内的药物代谢酶CYP3A4，进而使CYP3A4底物在人体内的暴露量增大。吸烟会诱导肝脏药物代谢酶CYP1A2而增强一些药物的代谢，这也可能是造成服药后个体差异的原因。

7.环境因素 环境污染可能会诱导一些药物代谢酶而使药物代谢增加，从而减弱药物的效果。药物的效应也可能随一天内时间的变化、一个月内日期的变化、一年内季节的变化而变化，在癌症的化学治疗中常需要特别记录昼夜节律现象。许多化疗药物具有非常窄的安全范围，而且常常联合用药，确定这些药物在一天中合适的给药间隔可以提高这些药物的安全范围。

第四节　药物相互作用

药物的相互作用是指患者在同时或一定时间内服用两种或两种以上药物（包括食物）后所产生的一种复合效应。这种复合效应包括药代动力学的相互作用和药效动力学的相互作用，影响药物的吸收、分布、代谢和排泄的药代动力学过程，可使药效加强或副作用减轻，也可使药效减弱或出现不应有的毒副作用。随着现代医药的发展，患者的多药并用情况越来越普遍，因此明确药物之间的相互作用对于减少因药物相互作用导致的不良反应来说至关重要。

一、药代动力学的相互作用

药代动力学过程涉及药物的吸收、分布、代谢和排泄，这个复杂的转化过程需要多种媒介参与。药物主要通过肝转运体介导的主动摄取和被动转运进入到肝细胞中，通过Ⅰ相酶和Ⅱ相酶来代谢，通过外排转运体进入胆汁经粪便排出，或再经过主动或被动吸收的方式返回体循环中。其中，代谢酶和转运体在药代动力学过程中发挥主要作用，也是产生药物相互作用的最主要根源。

（一）通过代谢酶的相互作用

与药物相互作用有关的主要代谢酶是细胞色素（CYP）酶，这是一个基因超家族酶系，在肝脏中通过Ⅰ相反应来进行药物转化，尤其是CYP1A2、CYP2A6、CYP2C9、CYP2C19、CYP2D6、CYP2E1和CYP3A4等。药物对它们的诱导或抑制作用是药物相互作用产生的关键机制之一。

当CYP酶被某种药物诱导后，可加快药物自身或其他药物的代谢，使血药浓度降低，多次用药之后也可以使药效降低。如苯巴比妥和华法林联用时，可使华法林的抗凝效果减弱；菠菜等蔬菜富含吲哚类物质，可诱导小肠CYP3A的表达，使非那西丁等药物的首过效应增强，血药浓度降低，降低疗效。但对于某些在体内活化或产生代谢毒性化合物的药物，CYP酶诱导后会导致其疗效增强和毒性反应的发生，例如乙醇是肝CYP2E1的诱导剂，长期饮酒后服用对乙酰氨基酚，会使其转化的毒性代谢物增多，诱发药物性肝损害，严重者可能导致肝昏迷甚至死亡；服用降压药硝苯地平的患者不能同时进食柚子等水果，因为葡萄柚汁中含生物类黄酮及柚苷，能抑制肝脏和小肠CYP3A活性，使药物的首过效应减少，血药浓度增加，易导致中毒反应。另外，CYP酶被抑制后也会导致治疗效果减弱或增强甚至产生毒性。例如在体内活化的药物可待因，其CYP2D6的代谢产物吗啡具有镇痛作用，与该酶抑制剂合用后，活性代谢物吗啡生成量减少，治疗效果降低；在体内灭活的药物，如CYP3A4的底物特非那定，与CYP3A4抑制剂酮康唑合用时，代谢速度降低，血药浓度显著升高，可诱发心律失常的不良反应。

（二）通过转运体的相互作用

药物转运体是跨膜转运蛋白，包括外排性转运体和摄入性转运体，其大多分布在胃肠道、肝脏、肾脏和脑等机体重要器官（图5-5）。根据转运机制和方向的不同，转运体可分为外排性转运体和摄入性转运体。

1. 外排性转运体　外排性转运体的主要功能是将药物从细胞内排出，限制药物的摄取和吸收。目前，外排性转运体包括P-糖蛋白（P-glycoprotein，简称P-gp）、多药耐药相关蛋白和乳腺癌耐药蛋白等，与药物的疗效、药物相互作用、药物不良反应以及药物解毒等重要方面密切关联。

其中，外排转运体P-gp是一种存在于生物体细胞膜上的转运蛋白，参与细胞内药物代谢和排泄过程，其主要功能是将多种化学物质从细胞内外排出，降低它们在细胞内的浓度，从而降低药物的效应。一些药物与P-gp竞争性结合，抑制其外排功能，导致其他药物浓度升高。例如，某些抗生素（如大环内酯类）、抗真菌药物（如氟康唑）和钙通道阻滞剂（如维拉帕米）等药物可能影响P-gp的活性，导致其他药物（如化疗药物、免疫抑制剂等）在体内的浓度升高，提高毒性风险。另一方面，某些药物也会诱导P-gp的表达，增强其外排功能，导致其他药物的浓度降低。例如，抗癫痫药物卡马西平具有诱导P-gp的作用，降低其他药物的疗效。个体遗传差异也会导致P-gp表达水平不同，从而影响药物代谢和排泄，一些患者天生P-gp功能较弱，对P-gp底物药物的反应更为剧烈。

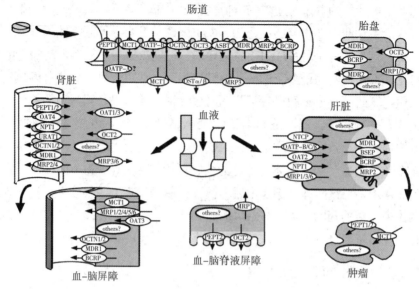

图 5-5　转运体在人体小肠、肾脏、肝脏、血－脑屏障、血－脑脊液屏障、
胎盘和肿瘤的表达

2.摄入性转运体　药物与营养物质通过与肠道中摄入性转运体的相互作用影响彼此的吸收和运输。抗生素类药物（如四环素类），与镁、钙等矿物质形成沉淀，减少它们的吸收。这种相互作用导致镁、钙等矿物质缺乏，影响骨骼健康；一些抗反转录病毒药物，如蛋白酶抑制剂，也影响脂溶性维生素（如维生素 D）的吸收，提高患者骨折的风险。

二、药效学的相互作用

药效学的相互作用涉及不同药物对同一生理或生化过程的效应，导致药效叠加、拮抗或协同。例如，β 受体拮抗剂普萘洛尔可拮抗 β 受体激动剂异丙肾上腺素的效应，抑制心率和血压的升高；利尿剂减少体液量，与降压药一同使用可以提高降压效果，产生比单独使用更强大的治疗效果。药物相互作用还会导致不良反应的发生，例如胰岛素和某些口服降糖药联合使用，两者都能导致血糖水平下降，增加低血糖的风险；非甾体抗炎药（NSAIDs）可增加出血风险，与华法林的抗凝作用相冲突，导致血凝状态的不稳定。

三、不同生理过程中的药物相互作用

（一）肾脏中的药物相互作用

肾脏是人体内重要的消除器官，对药物的代谢和排泄发挥至关重要的作用。药物在肾脏中的相互作用涉及多个环节，包括肾小球滤过、肾小管转运和药物代谢等。

肾小球是药物进入尿液的第一个关键步骤，药物的分子大小和蛋白结合率等因素会影响其在肾小球的滤过率。有的药物可能影响其他药物的蛋白结合率，从而影响其在肾小球的滤过。例如华法林可与血浆中的蛋白质结合，形成稳定的复合物，而红霉素或磺胺类药物可与华法林竞争结合蛋白，降低华法林的蛋白结合率，从而增加其抗凝血效果，提高出血风险。

肾小管细胞上存在多种转运体，介导药物的主动分泌或重吸收。药物竞争性地结合于这些转运体上，影响其在肾小管中的排泄速率，导致某些药物滞留，增加其在体内的浓度。抗生素卡那霉素，与NSAIDs同时使用可能增加肾小管损伤的风险。此外，肾脏功能的改变也可能影响药物的代谢，肾功能减退可能导致药物在体内蓄积，增加潜在的药物相互作用风险。药物在肾脏中的消除机制见图5-6。

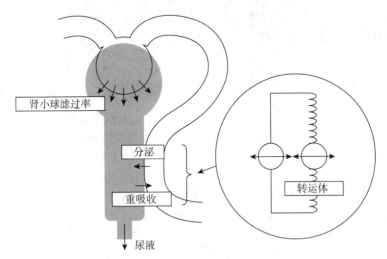

图 5-6 药物在肾脏中消除的机制

（二）消化道吸收过程中的药物相互作用

药物在消化道中的吸收过程是其生物利用度的重要环节，涉及各种转运体、酶系统以及生理条件的调节。

　　药物在吸收过程中与转运体的相互作用决定了药物的吸收速率和程度。例如，抗生素类药物与黏膜上的特定转运体发生相互作用，影响它们在小肠中的吸收。

　　酶系统的相互作用也对药物吸收过程产生显著影响。肠道黏膜上存在多种代谢酶，能够代谢药物并改变其活性或转化成代谢产物。当药物与其他药物相互作用时，可能影响这些代谢酶的活性，进而影响药物的代谢速率。例如，抗抑郁药和抗癫痫药在代谢酶上的相互作用会导致药物浓度的波动，进而影响其疗效。

　　生理条件的调节如消化道内的pH、肠道蠕动和肠道黏膜的健康状态等也是药物吸收过程中不可忽视的因素。例如，与抗酸药物同时使用的碱性药物可能由于胃酸减少而吸收增加。肠道、肠细胞中的药物代谢酶和转运蛋白见图5-7。

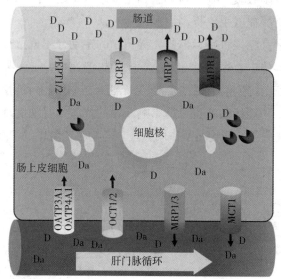

图5-7　肠道、肠细胞中的药物代谢酶和转运蛋白

D：药物；Da：药物a

（三）肝脏消除过程中的药物相互作用

　　药物的肝脏消除是体内转化或清除的一个重要过程，通常涉及CYP450酶系统、药物转运体以及其他代谢或排泄途径。在这一过程中，不同药物之间可能发生相互作用，影响彼此的代谢速率和药物浓度。

　　肝脏中的CYP450酶系统是药物代谢的主要参与者，当两种药物共同通过这个途代谢时，可能会发生相互作用。例如，抗癫痫药卡马西平是CYP3A4的强力诱导剂，当与其他通过该酶代谢的药物共同使用时，会导致这些药物的代谢增加，降低其在体内的浓度。

在肝脏细胞膜上存在多种药物转运体，它们参与药物的摄取和排泄。当两种药物竞争性地与同一转运体结合时，可能发生相互作用，导致其中一种药物的摄取受到影响，进而影响其在肝脏中的代谢。例如，某些抗反转录病毒药物与利巴韦林在OATP1B1转运体上发生竞争，影响它们在肝脏中的摄取，改变它们的代谢速率。

除了CYP450酶系统和药物转运体外，肝脏中还存在其他代谢途径，如葡糖醛酸酶、甲酰转移酶等。有的药物会通过这些途径发生相互作用，影响代谢。例如，对乙酰氨基酚和保泰松等药物竞争葡糖醛酸酶代谢途径，影响它们的代谢和消除速率。肝细胞的主要代谢途径和转运蛋白见图5-8。

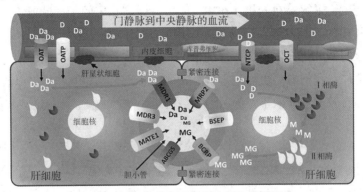

图5-8 肝细胞的主要代谢途径和转运蛋白

D：药物；Da：药物a；M：代谢产物；MG：葡糖醛酸酶代谢产物

（四）分布过程中的药物相互作用

药物分布过程涉及药物在体内不同组织和器官中的分布和定位。对这一过程的理解对于合理用药和优化治疗方案至关重要。分布过程中的药物相互作用主要受到血浆蛋白结合、组织亲和性以及药物在组织间的竞争性分布等因素的影响。

药物在血浆中的结合程度直接影响其有效浓度和分布范围。当两种药物竞争相同的蛋白结合位点时，发生血浆蛋白结合的相互作用，导致一种或两种药物的蛋白结合率的变化，影响其游离形态的浓度。例如，非甾体抗炎药与华法林等抗凝药物竞争性地结合于白蛋白，对治疗产生潜在的影响。

药物对于不同组织的亲和性是分布过程中的另一个关键因素。当两种药物具有相似的组织亲和性时，它们可能会竞争性结合相同的受体位点，影响药物在特定组织中的累积和效应。例如，心血管系统中的 β 受体拮抗剂与某些抗高血压药物共同作用，导致对心血管系统的效应受到干扰。

药物在不同组织之间会发生竞争性分布。当多个药物同时通过血液进入某一组织时，它们会竞争性结合相同的细胞或细胞器内位点，影响彼此的分布，导致药物在目标组织内的效应受到影响，甚至产生不良的相互作用。例如，某些抗生素与非甾体抗炎药在肾小管内发生竞争性分布，影响它们在肾脏中的排泄和药效。

综合上述，药物相互作用作为临床用药中一个复杂而不可忽视的方面，直接关系药物的疗效和患者的安全。在个体化用药的时代，深入了解药代动力学的相互作用、药效学的相互作用和不同生理过程中的药物相互作用，对于合理用药和预防潜在风险至关重要。药物相互作用的研究还需考虑患者的个体差异、疾病状态及多药治疗的复杂性。因此，医疗专业人士在制定治疗方案时，必须仔细评估患者的用药史，了解潜在的相互作用风险，并采取相应的干预措施。

随着科技的不断发展，药物相互作用的研究将进入更为深入和细致的层面，为药物治疗的精准化提供更为可靠的依据。通过有效的临床监测、信息共享以及跨学科的合作，我们有望更好地理解、预测和管理药物相互作用，以确保患者获得更安全、有效的治疗效果，为医学领域的进步贡献力量。

第五节　不良事件的管理

不良事件是药物临床试验重要的安全性评价指标，其是否被正确收集和评估，将直接影响试验药物的安全性评价结果。在临床试验的实施过程中，对于发生的不良事件，应从受试者和安全性评价的角度去考虑，迅速采取适当的措施，并及时进行报告，这点非常重要。

一、不良事件

不良事件（adverse event，AE）是指受试者接受试验用药品后出现的所有不良医学事件，可以表现为症状、体征、疾病或者实验室检查异常，但不一定与试验用药品有因果关系。

（一）不良事件的定义有三个关键点

（1）不良事件是不良的医学事件，即需要判定为"不良的"，而且是"医学事件"。

（2）不良事件发生在给予试验用药物之后，但临床试验中关注广泛的安全性信息，通常签署知情同意书（ICF）后即需要开始收集不良医学事件。

（3）不良事件不一定与试验药物有关系，即不良事件与药物不良反应（ADR）在概念上有区别。临床试验中若出现症状加重、病情恶化、新症状、新体征、新疾病和实验室异常的情况，都属于不良事件的范畴。

（二）判断不良事件与试验用药是否有关系，可以从以下六点考虑

（1）与试验用药是否有先后关系？

（2）所出现的症状、体征是否可由此药物本身作用机理或代谢成分作用引起？

（3）是否有国内外文献已经报道？

（4）能否用患者的伴随疾病或其他原因解释？

（5）去应激反应结果。即先停药，看症状/体征是否改变？

（6）再应激反应结果。即停药后若症状/体征减轻，可再服药看症状/体征是否重复？

（三）不良事件指任何不测的医疗事件，无论该事件的发生是预期的还是意外的

（1）举例1：在试验过程中，受试者与他人发生争执打架，在打架过程中受试者腿部骨折。根据不良事件的定义，不良事件必须是医学事件，打架本身不属于医学事件，但骨折属于不良医学事件，那这就是不良事件。进一步讲，受试者在临床试验过程中任何不良的、与临床研究不相关的医学事件都属于不良事件的范畴，包括车祸、外伤、溺水、电击等。

（2）举例2：受试者服用试验药品后，如果出现心率加快或者血压下降的情况，通常也被判定为不良事件。

（四）不良事件收集方法

（1）可来源于患者主诉、患者日记卡、家属口述、预先制定的标准化问卷等。

（2）可来源于研究者的记录、医生开放式的提问、病例报告表，护理记录、医疗病历/病程记录、实验室检查/检验结果，医院HIS系统，合并用药等。

（3）可来源于研究中心特定的记录（放疗/化疗的治疗记录表），项目特定的记录等。

另外，在不良事件当中，受试者所发生的严重不良现象为严重不良事件。

严重不良事件（serious adverse event，SAE）是指受试者接受试验用药品后出现死亡、危及生命、永久或者严重的残疾或者功能丧失、受试者需要住院治疗或者延长住院时间，以及先天性异常或者出生缺陷等不良医学事件。

（五）当不良事件符合以下标准中的任意一项或者多项时，则判定为严重不良事件

（1）导致死亡　当一个事件的结果为"死亡"，则可明确作为严重不良事件进行记录和报告。

（2）危及生命　在此是指在发生不良事件时，患者已经处于死亡的危险中，并不是指假设该不良事件如果更严重可能导致死亡。

（3）导致住院或住院时间延长　需明确导致该状况的原因是不良事件，而非因择期手术、非医疗原因等导致入院。

（4）导致永久或显著的残疾或功能障碍。

（5）导致后代先天性异常或出生缺陷。

（6）其他重要的医学事件　这些不良事件可能没有立刻威胁生命或者导致死亡，但可能危害患者或者可能导致需要干预性措施来预防上述结果的发生，需要基于医学的科学判断来决定。

（六）严重不良事件处理的四个原则

当一个严重不良事件发生时，通常的处理原则如下。

（1）首先应保证受试者得到及时、适当的临床医疗诊治。

（2）其次应积极收集相关资料，例如医疗记录和检查结果，以便精确和及时填写《严重不良事件报告》，并及时向相关部门上报。

（3）确保报告与原始记录、病历报告表（CRF）以及其他试验记录一致。确保严重不良事件的起止日期、主要的事件描述、病历报告表和其他试验文件一致。合并用药的记录，如药品名称和使用（起止日期、剂量、途径、频次）的描述，也应是一致的。

（4）即使信息可能不完整或者不确定也不要延迟提交报告，当获得更多信息时，可以通过随访报告的方式进行补充或修订，应持续收集和记录相关信息直至报告期结束。

二、不良事件/严重不良事件的记录和报告

在不良事件和严重不良事件的收集与评价过程中，需要明确不良事件的名称、对事件进行描述、确定事件的起止时间，判断事件的严重程度以及进行评价等。

（一）不良事件名称的确定

不良事件的名称应该是医学术语，应优先使用医学诊断。如无法明确诊断，则使用症状/体征。当后期诊断明确时，对记录进行更新，以诊断取代之前的症状/体征。在确定不良事件名称时，应确保每个不良事件名称由单一的事件组成，一个诊断、体征/症状就是一个不良事件。因此，当受试者出现"上吐下泻"的症状，记录其不良事件名称时，应记录为两个不良事件，如腹泻、呕吐，不应将两个症状记录为一个"腹泻和呕吐"。

（二）不良事件的开始时间

不同研究方案对不良事件发生时间的界定可能不同。在研究开始前，与申办方沟通，确保了解申办方的判断标准。有的研究以不良事件的"疾病诊断时间"为准，但以"出现症状的时间"作为不良事件开始时间更多见。从安全性评价的保守原则出发，以"出现症状的时间"作为开始时间更不易遗漏安全信息或低估安全隐患。根据以上原理，由不良事件进展为严重不良事件者，其严重不良事件的发生时间可以从不良事件发生时间开始计算，也有研究以不良事件升级为严重不良事件的日期开始作为严重不良事件的发生时间，时间判断的标准应当在方案中记录清楚。

（三）不良事件的随访

应依据不良事件的严重程度、诊疗常规和试验方案要求来确定随访频次。本次访视未结束的不良事件，应在下次访视时再次询问及记录；如有合并用药，应收集并记录；如在当地医院进行诊治者，应尽量收集当地医院处理记录和用药信息。具体要求应符合所在医疗机构的相关标准操作规程（SOP）规定。

（四）不良事件的结束时间

应以不良事件痊愈、状态稳定、得到合理解释、受试者失访等作为不良事件

的结束时间。时间应尽量精确到年月日，如信息收集不全，也应具体到年月。如受试者死亡时，未收集到结束时间，且并非导致死亡直接原因的不良事件仍然持续，则该不良事件的结束时间应空缺，状态为"持续"。如判断为导致"死亡"直接或主要原因的不良事件，结束时间为受试者死亡时间。

（五）不良事件的转归

事件的结果可有如下六种状态：①已恢复/痊愈；②持续；③未恢复/未痊愈；④恢复/痊愈有后遗症；⑤死亡；⑥未知。

（六）不良事件的合并用药

用于治疗不良事件的合并用药应在原始病历中体现，药品的名称和使用情况需记录清楚（如起止时间、剂量、给药途径、用药频次），建议注明该合并用药是用于治疗某个特定的不良事件/严重不良事件；如其他情况的合并用药，如临床常规诊疗辅助需要的，则用途记为"临床常规用"，以明确和区别。

（七）不良事件的严重程度

不良事件的分级标准应依据试验方案所附的标准，常用的有WHO，NCI CTC AE或专业特定标准等。一般分为：轻、中、重或NCI CTC 1~5级。

（八）不良事件/严重不良事件的记录与描述

记录和描述不良事件信息至少应包括的六要素：①名称；②起始时间；③终止时间或结局；④严重程度；⑤相关性；⑥合并用药。

（九）记录和描述严重不良事件应遵循的原则

1.**完整性** 在原始病历描述中，应包括但不限于试验和患者的基本信息、试验药物使用情况、不良事件发生情况，针对不良事件采取的治疗措施，对试验药物采取的措施，不良事件的结局，因果关系判断及依据、合并用药等。

2.**一致性** 在《严重不良事件报告表》中，除按表格要求填写外，鉴于隐私保护，不可出现受试者身份识别信息，其余内容应与原始病历记录相一致。

3.**易读性** 对于医学术语等应尽量避免使用缩写，减少歧义。

（十）不良事件/严重不良事件的随访时限

不良事件/严重不良事件收集和随访应首先遵循研究方案要求，申办者需要依照法规要求制定其随访的具体时间及内容要求。研究者是不良事件/严重不良事件收集随访的第一责任人,应随访至事件结束、状态稳定、得到合理解释、失访或死亡;应依据申办方的要求及时提供随访信息,而申办方在收集、报告不良事件/严重不良事件和管理安全信息数据库等方面也是主要责任方。

(十一)不良事件/严重不良事件收集起点

从不良事件/严重不良事件的定义而言,使用试验药物之后发生的不良医学事件称为"不良事件/严重不良事件"。但基于临床试验"安全信息"收集的目的而言,一旦签署知情同意书(ICF)后发生的不良医学事件均应被收集记录。

(十二)不良事件/严重不良事件随访终点

研究期间每个不良事件/严重不良事件均要进行跟踪随访。

1.以监测安全性为目的的治疗后随访期的持续时间,应基于研究药物的已知药代动力学和药效学特征。

2.在缺乏明确的迟发性毒性或安全性推测的情况下,对于起效迅速和消除半衰期相对较短的药物,通常推荐随访期至最后一次给药后至少五个半衰期。

3.对于半衰期特别长或伴有已知或可疑的迟发性毒性的药物,应确保有更长的治疗后观察期。

三、其他

临床试验一般不以孕妇为试验对象,但也有可能以可怀孕的女性或其伴侣为对象,这种情况下应要求受试者采取适当的避孕措施。但是,在没有得到充分的避孕效果,在此期间怀孕也是有可能的。怀孕本身并不是不良事件,但是试验药物对怀孕的不良影响(导致新生儿先天性异常或出生缺陷等)是严重不良事件。对待这样的试验对象,研究者和产科医生必须联合起来慎重对待。

另一方面,试验对象和试验对象的伴侣生产相关信息以及出生时胎儿状况等,都有可能成为在一般情况下无法获得的宝贵信息。因此在考虑到本人和家人精神痛苦的同时,获得提供信息的协助也很重要。

参考文献

[1] Shitara, Y., H. Sato and Y. Sugiyama. Evaluation of Drug-Drug Interaction in the Hepatobiliary and Renal Transport of Drugs [J] . Annual Review of Pharmacology

and Toxicology，2005，45（1）：689-723.

［2］Tsuji, A. Impact of transporter-mediated drug absorption，distribution，elimination and drug interactions in antimicrobial chemotherapy［J］. Journal of Infection and Chemotherapy，2006，12（5）：241-250.

［3］Belksp S M, Georgopoulos C H, West D P, et al. Quality of methods for assessing and reporting serious adverse events in clinical trials of cancer drugs［J］. Clinical Pharmacology & Therapeutics, 2010, 88（2）：231-6.

［4］石远凯，何小慧，郏博.抗肿瘤新药临床试验的安全性评价［J］.中国新药杂志，2014，023（003）：313-316.

［5］刘川.临床试验数据管理国际法规的概述［J］.药学学报，2015，50（11）：1443-1451.

［6］Almazroo, O. A., M. K. Miah and R. Venkataramanan. Drug Metabolism in the Liver［J］.Clinics in Liver Disease，2017，21（1）：1-20.

［7］杨宝峰，陈建国.药理学［M］.北京：人民卫生出版社，2017.

［8］刘克辛.临床药物代谢动力学［M］.北京：科学出版社，2020.

［9］贾焕金.药理学基础［M］.北京：科学出版社，2021.

［10］刘晓东，刘李.药代动力学的药物相互作用［M］.北京：科学出版社，2021.

［11］王兴河，李劲彤.药物早期临床试验安全性评估［M］.北京：科学出版社，2023.

第六章　肿瘤领域的临床试验特点

恶性肿瘤是严重危害人类健康的一类疾病，发病率和病死率逐年上升。肿瘤的治疗需要内科、外科、放疗等多学科的联合来共同发挥作用。肿瘤治疗手段主要分为化疗、靶向治疗、免疫治疗、细胞基因治疗、肿瘤疫苗、手术治疗、放疗等。尽管现有治疗手段取得了一定疗效，但多数肿瘤患者生存时间有限，缺乏有效的、可治愈的药物，亟需开发新的药物来满足患者需要。恶性肿瘤领域的临床试验大致分为针对恶性肿瘤的治疗的临床试验和针对恶性肿瘤伴随症状（癌性疼痛等）的支持性疗法的临床试验。本章节主要叙述针对恶性肿瘤的药物疗法，即关于抗肿瘤药物的临床试验。

第一节　抗肿瘤药物临床试验的一般特征

近年来抗肿瘤药物治疗发展迅速，新的靶点、技术、作用机制加速迭代，日新月异。系统治疗方面，目前临床上免疫药物、化疗、靶向药物的二联、三联等临床试验联合方案常见。随着精准治疗在肿瘤学治疗中的开展，肿瘤基因检测（如NGS检测）对于选择新的抗肿瘤新药临床研究有一定指导价值。新的抗肿瘤治疗靶点如KRAS G12C、Claudin18.2、FGFR、c-Met等都有相关新药临床研究在国内开展。临床试验中，出现的新药往往也和已上市药物的联合使用来共同发挥作用。随着首创性（first-in-class）新药越来越多，肿瘤患者的治疗也出现越来越多的可能性。

抗肿瘤新药的开发是所有类别药物研究中力量投入最多、投资最大的领域，而对这类药物的临床疗效及安全性验证，主要是基于高质量、规范化的抗肿瘤药物临床试验。抗肿瘤药物临床试验始于20世纪40年代，历经60余年的发展，从最初的回顾性、非随机、单中心试验逐渐向前瞻性、随机分组、国际多中心临床试验方向发展。

一、抗肿瘤药物临床试验特点

（1）研究对象因被诊断为"癌症"而感到不安，伴随着疼痛、呼吸障碍等身心痛苦。

（2）以安全性评价和药代动力学讨论为主要目的的Ⅰ期抗肿瘤药物临床试验实施的规定很复杂（开始标准、减量标准、暂停标准和永久性停药标准等）。

（3）不良事件的发生频率较高，严重程度也较高（不仅是药物不良反应，还与疾病的恶化、伴随疾病的恶化引起的各种症状有关）。

（4）为了建立标准治疗，需要开展多药联合疗法相关的临床试验。

（5）以晚期复发癌症为对象时，治疗要持续到发现疾病恶化为止。

（6）Ⅱ期评价终点如总生存时间、无病生存期、无复发生存时间需要长期的追踪。

抗肿瘤药物临床试验的复杂性及特殊性，对临床试验设计、项目管理和受试者管理提出更高要求。因此，研究人员需要拥有比其他领域的研究人员更强的理解力（因为临床试验方案更复杂），要有准确地执行方案所需的管理能力，有对安全性的细心监控和对不良事件适当评价的相关知识，需要在不良事件发生时给予迅速且适当的应对。

另外，作为抗肿瘤药临床试验对象的患者，多数情况下被告知诊断为恶性肿瘤，或被告知复发、转移，患者和家属都会承受极大的心理压力。因此，患者和家属的精神支持，与终末期患者的沟通技巧，与护士、临床心理师等其他职业的紧密合作也是必要的。

因此，从事抗肿瘤药物临床试验的CRC工作人员必须具备扎实的专业知识、较好的心理承受能力和良好的沟通、协调能力。

二、抗肿瘤药物临床试验分期

与一般药物临床试验相同，抗肿瘤药物的临床研究过程也分为Ⅰ期、Ⅱ期和Ⅲ期临床试验，但这种临床研究的分期并不一定意味着一种固定的开发顺序，肿瘤疾病的特点决定了抗肿瘤药物的试验设计具有不同于其他药物的特点。

（一）Ⅰ期

一般Ⅰ期临床试验为健康受试者，而抗肿瘤药物临床试验的Ⅰ期多以癌症患者为对象。抗肿瘤药物Ⅰ期临床试验主要目的为安全性研究，探索剂量限制毒性（dose limiting toxicity，DLT）、最大耐量（maximum tolerated dose，MTD）、最大容许量（maximum accepted dose，MAD）推定、药代动力学（pharmacokinetics，pk）、推荐剂量（recommended dose，rd）等，要从低剂量到高剂量循序渐进地进行。具体来说，就是在每个剂量水平上给3~6名患者，预先规定剂量限制毒性，根据在多少人中有多少人发现，来决定是否进入下一剂量水平。另外，原则上不对同一患者的试验药物（治疗药物）进行增量。因此，患者需要多次进行生物样本采集（如采血或者留尿），也有可能接受低于有效治疗域的剂量。另外，由于对人的安全性尚未得到确认，出现预想不到的严重副作用的可能性很高，因此原则上开始时需要受试者进行住院观察。

尽管如此，患者还是抱着"因为没有其他的治疗方法，所以一定要参加"的强烈希望参加临床试验。研究人员在接受这种心情的同时，为了能让患者安心安全地接受试验治疗需要认真负责，具体来说如下。

（1）认真听取患者的自觉症状、感受，认真观察患者各方面的表现，及时收集临床检查、检验数据，以确保信息收集的全面性。

（2）从收集到的安全性信息中确认是否符合治疗变更标准，以及是否出现DLT。

（3）合理进行DLT评估。

（4）向临床试验小组成员和试验委托人等传达试验进展情况（有无候选患者和筛选情况等），协调整个试验的顺利进行。

（二）Ⅱ期

Ⅱ期临床试验为治疗作用初步评价阶段，其目的是初步评价药物对目标适应证患者的治疗作用和安全性，也包括为Ⅲ期临床试验研究设计和给药剂量、给药方案的确定提供依据。此阶段的研究设计可以根据具体的研究目的，采用多种形式，包括随机盲法对照临床试验。抗肿瘤Ⅱ期临床试验主要是在Ⅰ期试验中被确认的建议用药剂量、对特定类型肿瘤的有效性和安全性评价的实施。因此对患者来说，安全性是经Ⅰ期试验在一定程度上已确认，而且效果也可以期待，所以选择参加试验的患者会更多。

Ⅱ期临床试验在抗肿瘤药物临床开发进程中起着重要作用，可获得以下几方面的信息。①判断药物是否具有抗肿瘤活性；②判断对药物敏感瘤种以决定是否进一步开发；③判断对药物不敏感瘤种从而停止对这些瘤种的开发。一个有效的Ⅱ期临床试验可淘汰无效药物，选择敏感瘤种，为Ⅲ期临床试验的决策提供充分依据。由于Ⅱ期临床试验是探索性研究，而非确证性研究，而且恶性肿瘤几乎不可能自行消退，可以认为肿瘤的缩小几乎完全是药物的作用，因此Ⅱ期可不采用随机对照设计。但在有常规标准有效治疗方法时，推荐采用随机对照设计，将常规标准有效治疗方法作为对照，目的是尽量在临床试验的早期阶段就能检验出药物相对已有治疗在疗效上是否具有优势。在Ⅱ期临床试验设计中尽可能采用单药治疗，从而可以最有效地反映药物的疗效和安全性。

（三）Ⅲ期

Ⅲ期临床试验是治疗作用确证阶段。其目的是进一步验证药物对目标适应证患者的治疗作用和安全性，评价利益与风险关系，最终为药物注册申请的审查提供充分的依据。抗肿瘤Ⅲ期临床试验要验证新的药物和治疗方法与现有的药物或治疗方法（标准治疗方法）相比较，是否更有效，通常进行随机对照试验。年龄、疾病状态和既往治疗等对疾病预后因素可能会产生影响，因此，应特别注意以上影响因素的组间均衡性。Ⅲ期肿瘤临床试验样本量通常需大于300例。

抗肿瘤临床试验因为周期长、访视多，不同分期的临床试验均存在方案违背的高风险。为了尽量减少抗肿瘤临床研究方案违背的发生，研究者、申办方、机构以及伦理委员会都应有针对性地加强培训，既要做到各司其职，又要进行及时沟通，彼此之间通力协作，有效地运用信息化手段等方式以提高临床试验的方案依从性，保障受试者的权益及临床试验的质量。

第二节 知情同意的注意事项

成为抗肿瘤药物临床试验受试者的患者，大多是首次被诊断为恶性肿瘤的患者（首次发病的患者），或者恶性肿瘤手术后确认复发的患者，或者之前接受的治疗无效的患者。以初次发病的患者为对象进行临床试验时，患者因被诊断为恶性肿瘤而感到非常伤心；而以进展/复发的患者为对象进行试验时，由于恶性肿瘤恶化而感到非常伤心，有不少患者感到比被诊断时还要震惊。在这种情况下。无论多么仔细地介绍临床试验，患者还是无法理解。因此在介绍临床试验时首先要了解患者的心理状态，医务人员需要有很好地倾听和共鸣等沟通技巧。

抗肿瘤Ⅰ期临床试验中，特别是在没有其他有效治疗方法的情况下，患者会强烈希望参加试验，"哪怕只有一点点可能性也要赌上"。研究人员要避免给患者过高的期望，但也要给难以治愈的恶性肿瘤患者以希望。

另一方面，抗肿瘤药物可能有很多副作用。尤其是在Ⅰ期临床试验中，存在"不知道会出现什么副作用？""这是使用可怕药品"等不安的感觉。关于安全性，提供充分的信息的重要性不言而喻。为了避免因为单方面提供信息而造成过度的不稳定，在谈知情的时候需要具备足够的知识和技能。

第三节 抗肿瘤药物临床试验的安全性评价

"不良事件通用术语规范"（common terminology criteria for adverse events，CTCAE）是美国国家癌症研究所（National Cancer Institute：NCI）开发的用于不良事件评估和报告的描述性术语集。CTCAE将不良事件的严重程度分为1~5级来定义。分级原则如表6-1所示。对各不良反应，分别进行严重程度分级。表6-2显示贫血、腹痛的严重程度。由此可见，并非所有的不良反应都包含所有的分级。如果没有定义相应的分级，则为（—）。

CTCAE是标准化不良事件评估的有用工具，通过使用它来评估不良事件，有助于保持该临床试验结果与过去/现在/将来临床试验结果的可比性。详细内容请参照原文。

表 6-1　CTCAE 中不良事件分级原则

级别	详细描述
1 级	轻度：无症状或有轻度症状；仅临床或诊断所见；不需要治疗
2 级	中度：需要最小 / 局部 / 非侵入性治疗；与年龄相符的日常生活活动的限制
3 级	重症或医学上严重但不立即危及生命；需要住院或延长住院时间；致残；自理性日常生活活动的限制
4 级	威胁生命；需要紧急处理
5 级	与 AE 相关的死亡

表 6-2　CTCAE 的不良事件评估的例子

不良事件	分级 1	分级 2	分级 3	分级 4	分级 5
贫血	血红蛋白 < 正常值下限~10.0g/dL；< 正常值下限~6.2mmol/L；< 正常值下限~100g/L	血红蛋白 <10.0~8.0g/dL；<6.2~4.9mmol/L；<100~80g/L	血红蛋白 <8.0g/dL；<4.9mmol/L；<80g/L；需要输血治疗	危及生命；需要紧急治疗	死亡
腹痛	轻度疼痛	中度疼痛；借助于工具的日常生活活动受限	重度疼痛；自理性日常生活活动受限	—	—

在不良事件评估中，CRC的重要职责之一是收集患者的信息，确认临床检查数据，以便研究者使用CTCAE每天正确评估不良反应。

在临床试验中，人们认识到不仅要由医务人员进行结果评价，还要由患者自身进行主观评价，即患者自我报告结局（patient-reported outcome，PRO）。

目前也开发出患者自我报告不良事件分级标准（patient-reported outcomes

version of the common terminology criteria adverse events，PRO-CTCAE）。PRO-CTCAE是在充分利用现有CTCAE的基础上引入患者自我报告要素，根据患者的自我评价测定不良事件的系统工具，其已在相应网站上公开。

第四节 抗肿瘤药物临床试验的疗效评估

抗肿瘤药物临床试验终点（endpoint）指标主要有三类：①死亡事件的终点，如总生存期（overall survival，OS）；②肿瘤测量的终点，如无进展生存期（progression-free survival，PFS）、客观缓解率（objective response rate，ORR）、应答持续时间（duration of response，DoR）、疾病控制率（disease control rate，DCR）、疾病进展时间（time to progression，TTP）；③症状评价的终点，如患者报告结果（patient reported outcome，PRO）、健康相关生活质量（health-related quality of life，HRQoL）。各个指标的定义参见表6-3。

肿瘤临床研究方案设计方面，影像评估和访视安排要尽量符合临床常规要求。CRC需根据临床试验方案的目的协助研究人员准确、全面地收集研究终点相关数据。这些评价指标的长期追踪需要使用实体瘤疗效评价标准（response evaluation criteria in solid tumor，RECIST）。近年来，随着免疫治疗药物的开发，考虑免疫治疗的特性，肿瘤疗效评价的iRECIST（i是immunotherapy的首字母）也被开发出来。关于RECIST和iRECIST的相关标准请参照原文。

表6-3 各评价指标的定义

名称	定义
总生存期（Os）	通常从随机化开始，至任何原因死亡的时间
无进展生存期（PFS）	通常从随机化开始到判断为进展的日期，或因各种原因死亡的日期中较早的时间，即恶性肿瘤不进展、消失或缩小，以稳定状态生存的时间
客观缓解率（ORR）	肿瘤体积缩小达到预先规定值并能维持最低时限要求的患者比例
应答持续时间（DoR）	达到完全或部分缓解的患者从随机化分组到疾病进展或死亡的时间
疾病控制率（DCR）	肿瘤患者经过治疗后，病情缓解和病变稳定的病例数占可评价病例数的百分比
疾病进展时间（TTP）	从随机分组开始到肿瘤客观进展的时间

此外，抗肿瘤药物的治疗对患者的影响极大。在抗肿瘤药的临床试验中，患者自己进行健康评估的情况也很多，其代表性的是生活质量评价。在评价生活质量时，大多使用现有的评价量表，而国际上常用的癌症特异性量表是欧洲开发

的european organization for research and treatment of cancer quality of life questionnaire
（EORTC-QLQ）。美国开发的functional assessment of cancer therapy scale（FACT）
及其附加量表均已开发出可在包括我国在内的多个国家使用的翻译版本，并广泛
应用于临床试验中。而且随着医药费用的高涨，医疗经济评价的重要性也在提
高。作为医疗经济评价之一的费用效果分析时，需要计算QALY（质量调整生存
年），当时的评价尺度包括EQ-5D（EuroQol 5Dimension）被广泛使用。详细情况
请参考文献和下面的网站（EORTC QLQ）https：//qol.eortc.org/questionnaire/eortc-
qlq-c30/<EQ-5 D）https：//euroqolorg/。

由于不同分期临床试验的研究目的和重心不同，因此对疗效评价的要求也
不同。

Ⅰ期临床试验主要是以安全性和药物代谢评估为目的，有效性是次要的评价
指标。

Ⅱ期临床试验中，有效性评估成为主要的目的。Ⅱ期治疗有效性的主要评价
指标是肿瘤缩小效果，因此RECIST中所定义的具有目标病变是必需的。

在RECIST中完全缓解（complete response，CR），部分缓解（partial response，
PR）的确认需要4周，稳定（stable disease，SD）通常需要6~8周的时间，因此为
了合理评价有效性，要切实做好CT或者MRI等影像检查的日程管理。

Ⅲ期临床试验中，以评价新的药物和治疗方法与现有的药物或治疗方法（标
准）相比是否更有效为主要目的，因此需要进行生存时间和无进展生存时间评
价，需要进行医疗经济评价和生活质量评价。因此，即使试验治疗终止，也要追
踪患者的转归（预后）。因为患者被转院的情况下追踪会变得困难。所以事先要
获得可以进行患者追踪调查的委托，确认能不能给家里打电话，如果可以的话能
报上医院的名字吗等，这一点很重要。在充分考虑信息保护的基础上，有必要对
转院地等实施跟踪调查。

结语

总之，抗肿瘤药物临床试验不同于一般药物临床试验研究，其项目周期长、
患者病情复杂、合并用药多、不良事件（AE）及严重不良事件（SAE）发生频率
和疗效访视较多、受试者预后差、受试者耐受性差、试验设计和风险控制参差不
齐等，因此数据核查中发现的问题也相应最多，故需临床试验的各参与方持续学
习以满足更高的要求。

为了适当地完成恶性肿瘤领域的临床试验，从事该领域临床试验的CRC需
要积累有关专业领域的知识和经验，还要对恶性肿瘤患者和家属所承受的身体、精

神、社会、灵魂上的痛苦有理解和共鸣。此外，还要与医生、护士、药剂师、社会工作者、医务科工作人员、药企的开发负责人等保持良好的沟通和团队合作，保障临床试验有效实施。

抗肿瘤新药临床试验为晚期肿瘤患者提供了标准治疗外的新选择，为进一步控制肿瘤病情、减轻患者经济负担、适当减少化疗等副作用方面提供了帮助。每个创新药物的研发成功和上市，也得益于每位受试者以及家属为临床试验所做的贡献。当前大背景下，国产自主研发的创新性抗肿瘤药物，也将提高我国整体医疗水平、药物竞争力，并最终让每位患者受益。

参考文献

[1] John E. Niederhuber, 等著 . 临床肿瘤学（第 5 版）[M] . 孙燕，译 . 北京：人民军医出版社，2016.